JN131053

認知症が疑われる人に対する
鑑別診断前後の受診・受療援助の
実践モデルに関する研究

竹本 与志人【編著】

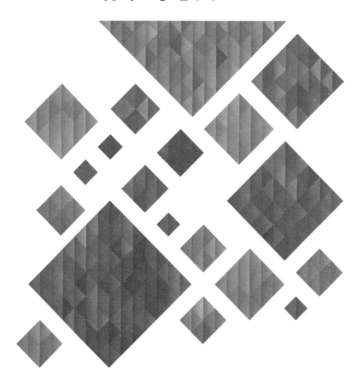

大学教育出版

ま え が き

　私が医療機関のソーシャルワーカーとして勤務を始めた昭和の終わり，認知症は「痴呆症」と呼ばれていた。その頃は診断方法が現在のように確立しておらず，治療法は対処療法が中心であった。認知症専門医は僅少であり，専門的な医療を受ける機会の乏しい認知症のある人や家族にとって介護サービスが唯一の支えであったが，ケアの方法論でさえも当時は確立しておらず，また認知症のある人が利用できる在宅サービスは少なかったことから，在宅介護の多くを家族に頼らざるを得ないことが多かった。在宅介護が困難となれば社会福祉施設への入所を検討することとなるが，当時は特別養護老人ホームなどの老人福祉施設が少なく，年単位で入所を待つことも少なくなかった。

　現在では，認知症の鑑別診断の技術は向上し，遅延薬が開発され，在宅介護を支えるサービスが多く創設され，さらにはケアについても認知症のある人の視点に立った方法論が確立されつつある。さらに様々な認知症施策が掲げられ，それらの施策の推進によって認知症専門医や認知症の診療を行う医療機関が増加してきている。

　このように認知症のある人が医療・介護ともに質の高い支援も受けられるようになってきたものの，その一方で認知症初期の段階で医療機関を受診しない（できない）事例が多くみられるようになってきた。平成の時代，私は現在の認知症疾患医療センターの前身である老人性認知症疾患センターのソーシャルワーカーとして勤務していたが，鑑別診断のために訪れる人の多くが認知症の中期以降であった。「なぜこのような状態になるまで医療機関を受診できなかったのか」「もっと早く医療機関につながる方法はなかったのだろうか」という思いを常に抱きながら，受診・受療相談や診断後支援を行っていた。今回の研究は，そのような思いを臨床疑問化し，研究疑問に発展させたものである。

　本書は，認知症の鑑別診断の前後における医療機関の連携担当者の対応について，その現状と課題を述べたものである。鑑別診断のための受診は，認知症

のある人やその家族にとって人生の転機（岐路）であり，この重要な機会に医療機関がどのように対応するかにより，彼らの人生は大きく左右される。つまり，適切な対応であれば住み慣れた地域で末永く生活ができるが，反対に適切な対応できなければ介護破綻や，最悪の場合介護心中などにも加担しかねないということである。

　調査結果が示している数値は，認知症のある人やその家族の叫びである。本研究で得られた結果が，医療機関の現在の診療体制や受診・受療援助の改善や質の向上に役立つ資料となることを切に願っている。加えて，厚生労働省をはじめ，行政機関の方々には，様々な施策が絵に「描いた餅」にならないよう，当事者のための施策とその運用をどのように推進していくべきかについて，一層議論と検討をしていただけることを希望している。それは，認知症のある人や家族にとっての受診の意味を汲んだ対応が，今後も増加の一途をたどる認知症の発症時期を遅らせ，ピークを緩やかにさせることにもつながるからである。

　本研究の成果が，医療機関のなかでも主たる支援者となる連携担当者の受診・受療援助の道標となること，そして認知症かもしれないと思い悩む人とその家族にとっての最善の受診・受療の達成に寄与することを切に期待している。

編著者　竹本 与志人

※本書は，認知症のある人，認知症のある高齢者といったように，人と記述する箇所と高齢者と記述している箇所がある。本研究で示す高齢者とは介護保険の被保険者を指しているが，第2号被保険者（40〜64歳で医療保険加入者）の場合には高齢者と示すことが適切ではないと思われる。そのため，文脈などを確認しながら，その箇所に合致した用語を選択し，使用することにした。

認知症が疑われる人に対する
鑑別診断前後の受診・受療援助の実践モデルに関する研究

目　次

第二部

医療機関の診療体制ならびに連携担当者の実践すべき
援助業務に関する実態調査

序　章

本研究の背景と概要

第一節　認知症のある人の早期診断・早期対応の現状と課題

　わが国の65歳以上の人口割合は，諸外国に比して最も速いスピードで増加の一途をたどっている[1]。これに比例する形で認知症の罹患率も右肩上がりとなっており[2]，厚生労働省は2020年現在の65歳以上の認知症のある人を約600万人と推計し，2025年には約700万人に達すると予測している[3]。2025年における65歳以上の人口が，3,657万人と見込まれている状況から勘案するならば[1]，高齢者の5人に1人が認知症を発症することになる。これは未曽有の事態である。

　わが国の認知症施策は，認知症には決定的な手立てがないという考えの下，従来介護サービスが中心的役割を担ってきた[4]。しかしながら，近年においては認知症診断の精度の向上や進行遅延薬の開発等により，事後対応から早期・事前対応へと比重が変化しつつある。「病気にはまずは診断と治療が必要」，そういった考えが認知症には長い間適用されてこなかったが，近年になってようやく緒に就いたのである。

　認知症施策において，早期・事前対応が具体的に示されるようになったのは，2012（平成24）年に厚生労働省認知症施策検討プロジェクトチームが提出した「今後の認知症施策の方向性について」[4]からである。これにより，かかりつけ医の認知症対応力の向上や認知症初期集中支援チームの設置，アセスメントのための簡便なツールの検討・普及，早期診断等を担う「身近型認知症疾患医療センター」の整備など，従来の事後的対応から危機状況の発生予防を目指し

た早期診断・早期対応を基本とする方針へと方向転換が示されることとなった。そして同年に策定された認知症施策推進5か年計画[5]では，かかりつけ医認知症対応力向上研修の受講者数の増加や認知症初期集中支援チームのモデル事業の実施，早期診断等を担う医療機関の数の増加などが進められることとなり，さらに2015（平成27）年の認知症施策推進総合戦略[6]の策定では，かかりつけ医の認知症対応力向上のための研修や認知症サポート医の養成の推進，認知症疾患医療センターの計画的な整備，認知症初期集中支援チームの市町村への設置が推進されるなど，さらに早期診断・早期対応のための体制整備が進められるようになった。そして2019（令和元）年の認知症施策推進大綱[7]では，早期発見・早期対応が可能となるよう，かかりつけ医や地域包括支援センター，認知症初期集中支援チーム，認知症疾患医療センター等の連携強化が示され，現在整備が進められているところである。

　このような一連の認知症施策，なかでも医療対策で最も重要視されているのが，早期の鑑別診断と治療を目的とした「受診・受療」である。受診・受療のために医療機関を訪れる患者の内訳は，ごく初期の段階で受診をするMCI（Mild Cognitive Impairment：軽度認知障害）が多くなっているものの[8]，その一方で認知症の進行とともにBPSD（Behavioral and Psychological Symptoms of Dementia：認知症の行動・心理症状）が顕著になり[9]，介護破綻寸前の状態で受診する人が後を絶たない[10] [11]。認知症は本人の受診に対する抵抗[12] [13]や家族の認知症に対する知識不足[14]などから，当事者やその家族が受診・受療の必要性を受け入れることが困難な現状もあり，医療機関や専門医の増加のみが早期の受診を促進するとはいえない状況である。現在，国策として地域包括ケアシステムの構築が進められるようになり，このシステムを認知症が疑われる人の発見に活用した方法論[15] [16]や実践例[17]が報告されるようになってきた。しかしながら，これらは先進的な地域での実践であり，一般化するには限界がある。

第二節　認知症のある人の早期発見・早期受診を目指した
　　　　実証研究の概要

　前節の状況を踏まえ，私たちの研究チームでは認知症の発症初期段階での早期受診・受療の実現という観点より，既に国策として進められている地域包括ケアシステムを活用しつつ，認知症が疑われる人を"地域"から早期に発見し，彼らやその家族を"動機付け"し，医療機関へ"つなぐ"といった保健医療福祉連携モデルの理論を構築し[18]，早期受診に携わる地域住民や民生委員，地域包括支援センターの専門職を対象に彼らの援助行動に焦点を当てた実証研究を2011（平成23）年より行ってきた。これら一連の研究では，①地域住民は認知症が疑われる人を発見した際には，その多くが民生委員へ援助要請を行うこと[19]，②民生委員は同様の状況下において，その多くが地域包括支援センターに援助要請を行うこと[20]，③認知症の人に対する肯定的態度が高い民生委員ほど認知症が疑われる人に受診を勧める意向が高いこと[21]　などが明らかとなっており，概ね地域住民から民生委員，民生委員から地域包括支援センターの専門職へとつなぐ手立てが検討できるようになってきた。

　また，地域包括支援センターの専門職を対象とした研究では，認知症が疑われる人への受診援助において医療機関と綿密な連携を取ることができている地域包括支援センターの専門職は，約6割にとどまっていることを明らかにしている[22]。すなわち約4割の専門職に連携上の課題があったことになるが，当該研究においては，地域包括支援センターの専門職が医療機関へ受診・受療を依頼するものの円滑につながりにくい実態も確認されている。その原因とは，医療機関側の診療体制であり，加えて精神保健福祉士等の連携担当者による受診・受療援助の質であった。

　認知症が疑われる人は病識に乏しいがゆえに，オーダーメイドの診療体制が必要である場合も少なくない。また，人生の岐路ともいえる受診・受療の機会においては，診断・治療の調整のみならず，心理・社会的背景を踏まえながら，その後の療養生活を見通した展開が求められる。しかしながら，医療機関側が

実際にどのような対応を講じているかに関して，その詳細は明らかになっていない。

第三節　本調査研究の概要

本調査研究では，第二節までに述べた実証研究等を踏まえ，認知症が疑われる人が発症初期段階で早期に受診・受療が可能となることをねらいに，認知症専門医のいる医療機関の診療体制と連携担当者による受診・受療援助の実態を解明し，社会福祉の視点から診断・治療が円滑になるためのソーシャルワーク実践モデルを開発することを目的とした。

本研究は5年計画で実施した。初年度の2018年度は，社会福祉の視点からの診断・治療が円滑になるための実践モデルの開発に有用な資料を得るため，認知症のある人や家族介護者を対象に医療機関の診療体制や連携担当者の実践すべき援助業務を探索することを目的に，3つの研究を実施した。まず，先行研究を収集して文献的検討を行い，認知症のある人とその家族介護者が医療機関に求めている機能や役割を探索した。また，認知症のある人の家族介護者を対象に，鑑別診断時における医療機関側の対応などについてインタビュー調査を実施し，さらに鑑別診断時における医療機関側の対応などについて，九州，中国，四国地方にある各々3県に在住する家族介護者を対象にアンケート調査を実施した。

2019年度は，医療療機関と連携を行っている地域包括支援センターの専門職を対象に，認知症の鑑別診断時における医療機関側，特に相談窓口として対応する精神保健福祉士等の連携担当者の対応や彼らに対する期待について明らかにすることを目的に全国調査を実施した。

2020年度は，地域型認知症疾患医療センターにおける鑑別診断前の情報収集の内容と診断後のフォローアップ内容，診断前後の医師との連携内容を可視化することを目的に，1府1県の地域型認知症疾患医療センターに勤務する連携担当者を対象としたインタビュー調査などを実施した。

2021年度は，認知症の鑑別診断に関する診療体制と連携担当者による受

診・受療援助の実態を定量的に明らかにすることを目的に，西日本の認知症専門医のいる医療機関に勤務する連携担当者を対象にアンケート調査を実施した。また，前述の受診・受療援助に対する当事者の評価を確認するため，1府2県に在住する認知症のある人と家族を対象にアンケート調査を実施した。そして最終年度（2022年度）は，前年度までの成果の整理を行った。

　これらの調査研究で得られたデータを手掛かりに，本書では次のような構成で成果をまとめることとした。第一部では，「医療機関での受診・受療に対する認知症の人と家族の思い」について，文献的検討や質的・量的調査から得られた成果を述べた。また，第二部では，「医療機関の診療体制ならびに連携担当者の実践すべき援助業務」について，地域包括支援センターのほか，認知症のある人やその家族を対象に行った量的調査の結果について述べた。さらに，「医療機関の診療体制と連携担当者の援助業務」について，地域型認知症疾患医療センターの連携担当者を対象とした質的調査ならびに医療機関の連携担当者を対象とした量的調査により明らかとなった結果について報告した。そして本研究の集大成となる終章では，一連の調査研究の成果を手掛かりに，医療機関の連携担当者の受診・受療援助に有用なソーシャルワーク実践モデルを構築し，その内容を解説した。

　本研究の学術的独自性は，受診・受療援助を単なる「診療の補助」ではなく，当事者らの心理・社会的ニーズを軽減・解決することで受診・受療を円滑にする「ソーシャルワーク」として捉える点にあり，社会福祉の視点から実践モデルを開発することにある。また，学術的創造性は，受診・受療につなぐ役割を担う「家族」や「地域包括支援センターの専門職」等を対象に医療機関に対する要望等を収集し，質的・量的研究法を駆使して特に連携担当者が実践すべき援助業務を可視化し，その実践への関連要因を個人レベルと環境レベルから多角的に明らかにする点にある。

　なお，これら一連の調査研究は，科学研究費助成事業（科学研究費補助金）（基盤研究（B）：認知症が疑われる高齢者に対する受診・受療援助に関する実践モデルの開発（2018〜2022年度）：研究代表者：竹本与志人，JSPS科研費18H00949）の助成を受けて実施した。

第四節　本書の構成

　本書は二部構成となっている。第一部では，認知症専門医のいる医療機関に対する認知症のある人と家族の願いについて，文献的検討およびインタビュー調査，アンケート調査を実施し，認知症のある人や家族の声を可視化した。第二部では，まず，医療機関との連携を行う地域包括支援センターの専門職を対象に，彼らからみた医療機関の診療体制や連携担当者の受診・受療援助の実態を明らかにした。また，認知症専門医のいる医療機関の連携担当者を対象にインタビュー調査やアンケート調査を実施し，さらに医師や医療機関の職員の対応について，認知症のある人や家族を対象にアンケート調査を実施し，受診・受療援助の実態等をさらに確認した。そして終章では，第一部と第二部の調査結果を踏まえ，医療機関の連携担当者の実践を体現した「ソーシャルワーク実践モデル」を考案した。

第五節　本書で使用した調査研究等の成果物

　本書では，先述の研究資金を使用して実施した様々な調査研究の成果発表（学会発表，学術論文，調査報告書）を参考あるいは一部引用を行っている。また，本書を取り纏めるにあたり，再分析等なども行っている。本調査研究に関する一連の成果発表等については，次のとおりである。

＊学術論文
・倉本亜優未・杉山京・仲井達哉・ほか：医療機関に求められる機能と役割
　―認知症者およびその家族のニーズに関する文献的検討―．岡山県立大学保
　健福祉学部紀要，26，105-113，2020．

＊学会発表
・倉本亜優未・杉山 京・仲井達哉・ほか：医療機関に求められる機能と役割
　―認知症者とその家族の願いに関する文献的検討―．第20回日本認知症ケ

ア学会大会（京都），2019.

・広瀬美千代・杉山 京・竹本与志人：認知症が疑われる高齢者に対する医療
機関の受診・受療体制のあり方 —家族会会員へのグループインタビューを
通して—．第61回日本老年社会科学会大会（宮城），2019.

・広瀬美千代・杉山 京・竹本与志人：認知症が疑われる高齢者に対する受診
援助過程におけるサポート資源 —介護者家族の会会員へのインタビュー調
査より—．日本社会福祉学会第67回秋季大会（大分），2019.

・倉本亜優未・杉山 京・神部智司・ほか：認知症専門医療機関における認知
症が疑われる高齢者とその家族への対応 —認知症の鑑別診断時に焦点を当
てた家族介護者へのアンケート調査—．日本社会福祉学会第67回秋季大会
（大分），2019.

・倉本亜優未・杉山 京・桐野匡史・ほか：地域包括支援センター専門職から
みた認知症専門医療機関の受診援助の特徴 —クラスター分析を用いた類型
化—．日本老年社会科学会第62回大会報告要旨号 2020.Vol.42-2（誌上発表），
2020.

・竹本与志人・杉山 京・桐野匡史・ほか：認知症疾患医療センターでの専門
医療相談に求められる診療体制—家族を対象とした質的調査—．日本老年社
会科学会第62回大会報告要旨号 2020. Vol.42-2（誌上発表），2020.

・杉山 京・竹本与志人・多田美香：WHO-5を用いた認知症者の家族における
メンタルヘルスの実態．第22回日本認知症ケア学会大会，2021.

・竹本与志人・杉山 京・多田美香：認知症者の家族における認知症に関する
知識の状況．第22回日本認知症ケア学会大会，2021.

・竹本与志人・杉山 京・倉本亜優未・ほか：地域型認知症疾患医療センター
の連携担当者を対象とした鑑別診断後のフォローアップ過程の可視化．日本
老年学会合同セッション＆日本ケアマネジメント学会第20回研究大会，
2021.

・倉本亜優未・杉山 京・桐野匡史・ほか：認知症の鑑別診断に向けた地域包
括支援センター専門職の受診相談に関する研究．日本老年社会科学会第63
回大会，2021.

・杉山 京・倉本亜優未・桐野匡史・ほか：地域包括支援センター専門職から
　みた認知症専門医療機関による 鑑別診断後のフォローアップ支援に関する
　期待．日本老年社会科学会第63回大会，2021.
・竹本与志人：認知症が疑われる高齢者の早期受診に向けた保健医療福祉連携
　モデル．日本認知症ケア学会2021年度関西ブロック大会 教育講演，2022.
・竹本与志人：認知症の診断を行う医療機関に求められる役割と機能．第23回
　日本認知症ケア学会大会 教育講演，2022.

＊OPUフォーラム（岡山県立大学の研究展示発表会）
・竹本与志人・杉山 京・倉本亜優未：ソーシャルワークのバイオ・アセスメン
　トとしての指定難病の類型化．OPUフォーラム2021，2021.

＊調査報告書
・認知症専門医療機関の診療体制ならびに連携担当者の実践すべき援助業務に
　関する探索的研究 —地域包括支援センター専門職の視点からの探索—調査
　研究報告書．2020.
・認知症専門医のいる医療機関の連携担当者を対象とした受診・受療援助等に
　関する定量的研究 調査研究報告書．2021.
・認知症と診断を行った医療機関の対応等に関するアンケート—岡山市在住の
　認知症のある人とその家族の視点からの探索— 調査研究報告書．2022.
・認知症と診断を行った医療機関の対応等に関するアンケート—岡山県・兵庫
　県・大阪府在住の認知症のある人とその家族の視点からの探索— 調査研究
　報告書．2022.

【引用・参考文献】
1 ）内閣府「令和4年版高齢社会白書：2 高齢化の国際的動向」
　　(https://www8.cao.go.jp/kourei/whitepaper/w-2022/zenbun/pdf/1s1s_02.pdf，2022.7.22)
2 ）内閣府「平成29年版高齢社会白書：3 高齢者の健康・福祉」
　　(https://www8.cao.go.jp/kourei/whitepaper/w-2017/zenbun/pdf/1s2s_03.pdf, 2022.7.22)
3 ）厚生労働省「認知症」

（https://www.mhlw.go.jp/kokoro/know/disease_recog.html#:~:text=65%E6%AD%B3%
E4%BB%A5%E4%B8%8A%E3%81%AF%EF%BC%95,%E3%81%BE%E3%81%99%E9%87
%8D%E8%A6%81%E3%81%AB%E3%81%AA%E3%82%8A%E3%81%BE%E3%81%99%E3
%80%82, 2022.7.22）

4 ）厚生労働省認知症施策検討プロジェクトチーム「今後の認知症施策の方向性について」
　　（https://www.mhlw.go.jp/file/06-Seisakujouhou-12300000-Roukenkyoku/0000079273.pdf,
　　2022.7.23）

5 ）厚生労働省認知症施策検討プロジェクトチーム「認知症施策推進 5 か年計画（オレンジ
　　プラン）」
　　（https://www.mhlw.go.jp/stf/houdou/2r9852000002j8dh-att/2r9852000002 j8ey.pdf,
　　2022.7.23）

6 ）厚生労働省関係府省庁「認知症施策推進総合戦略（新オレンジプラン）」
　　（https://www.mhlw.go.jp/file/06-Seisakujouhou-12300000-Roukenkyoku/kaitei_
　　orangeplan.pdf, 2022.7.23）

7 ）認知症施策推進関係閣僚会議「認知症施策推進大綱」
　　（https://www.mhlw.go.jp/content/000522832.pdf, 2022.7.23）

8 ）地方独立行政法人東京都健康長寿医療センター「認知症疾患医療センターの機能評価
　　に関する調査研究事業 報告書2016」
　　（https://www.mhlw.go.jp/file/06-Seisakujouhou-12300000- Roukenkyoku/86_
　　TOKYOtyouju.pdf, 2022.7.23）

9 ）Kazui H, Yoshiyama K, Kanemoto H, et al.: Differences of Behavioral and
　　Psychological Symptoms of Dementia in Disease Severity in Four Major Dementias.
　　PLoS One. 11(8): e0161092, 2016.

10）清水芳郎・数井裕光・澤 温・ほか：Behavioral and Psychological Symptoms of
　　Dementia（BPSD）の治療目的で精神科救急を受診する高齢患者の実態調査．精神神経学
　　雑誌．115（11）：1113-1121，2013.

11）山口晴保・中島智子・内田成香・ほか：認知症疾患医療センター外来のBPSDの傾向：
　　NPIによる検討．認知症ケア研究誌．1：3-10，2017.

12）安武綾・五十嵐恵子・福嶋龍子・ほか：認知症高齢者の家族の体験；症状発現から診
　　断まで．老年看護学．12（1）：32-39，2007.

13）木村清美・相場健一・小泉美佐子：認知症高齢者の家族が高齢者をもの忘れ外来に受
　　診させるまでのプロセス；受診の促進と障壁．日本認知症ケア学会誌．10（1）：53-67，
　　2011.

14）本間昭：痴呆性高齢者の介護者における痴呆に対する意識・介護・受診の現状．老年
　　精神医学雑誌．14（5）：573-591，2003.

15）粟田主一：地域包括ケアシステムを利用した認知症の早期診断システムの推進．保健

医療科学. 61：125-129, 2012.

16）粟田主一：シンポジウム6：認知症の地域連携　3. 認知症に対応できる地域包括ケアシステムの確立に向けて. 日本老年医学会雑誌. 50 (2)：200-204, 2013.

17）株式会社日本総合研究所：事例を通じて, 我がまちの地域包括ケアを考えよう「地域包括ケアシステム」事例集成　〜できること探しの素材集〜. 2014.
　　（https://www.mhlw.go.jp/file/06-Seisakujouhou-12400000- Hokenkyoku/0000073805.pdf, 2022.7.23）

18）竹本与志人・杉山 京：認知症が疑われる高齢者の早期受診に向けた保健医療福祉連携モデルの理論構築. 日本早期認知症学会誌. 9 (1)：22-31, 2016.

19）中尾竜二・三上舞・杉山 京・ほか：民生委員を対象とした認知症が疑われる高齢者を発見した際の相談先の選択の意向. 社会医学研究. 33 (1)：91-98, 2016.

20）中尾竜二・杉山 京・三上舞・ほか：地域包括支援センターが受診援助を行っている認知症の疑いのある高齢者の援助依頼者とその遠近構造. 厚生の指標. 63 (11)：39-45, 2016.

21）中尾竜二・杉山 京・竹本与志人：民生委員を対象とした認知症が疑われる高齢者を発見した場合の地域包括支援センターへの援助要請意向とその関連要因 ―認知症進行遅延薬に関する知識と認知症の人に対する肯定的態度に着目して. 社会福祉学. 58 (1)：99-111, 2017.

22）杉山 京・竹本与志人：地域包括支援センターの専門職を対象とした認知症専門医のいる医療機関との連携の実践状況とその関連要因. 老年精神医学雑誌. 28 (1)：57-70, 2017.

> コラム ①
> 認知症が疑われる高齢者の早期受診に向けた
> 保健医療福祉連携モデルとは何か

　このモデルは，地域から認知症が疑われる高齢者を早期に発見し，その高齢者や家族を動機付け，そして認知症専門医のいる医療機関へつなぐための専門職・非専門職・専門機関による連携のモデルである。竹本ら[1]によって2016年に仮説構築され，モデルの妥当性について検討が続けられている[2]。

　モデルは3つの段階を経て構築されている。第1段階では，認知症の早期発見・早期受診に関する調査研究などの先行研究を収集し，早期受診の要となる人・機関を選定し，第2段階では，様々なインボランタリー・クライエントに関する理論研究を検討し，そして第3段階ではこれらの段階で整理できた知見や理論を手掛かりに最終モデルを構築している。

　モデルの構成員は，民生委員以外の地域で一定の役割を付与された住民（福祉委員，町内会長・班長等），民生委員，地域包括支援センター専門職，認知症疾患医療センター連携担当者（精神保健福祉士等），認知症専門医の五者である。これらの構成員の役割は図コラム①-1のとおりである。

　これらの構成員による連携は，民生委員以外の地域で一定の役割を付与された住

民生委員以外の地域で一定の
役割を付与された住民

認知症が疑われる高齢者を発見と
その際の住民委員への援助要請

民生委員

認知症が疑われる高齢者とその家族への
受診促進そして地域法包括支援センターへの
情報提供と専門的援助の要請

地域包括支援センター専門職

民生委員との協働による認知症が疑われる
高齢者とその家族への受診促進や
知識付与、医療機関（連携担当者）との
受診に向けた協働援助

認知症疾患医療センター連携担当者

地域包括支援センターとの協働による
認知症が疑われる離齢者とその家族の
受診調査と専門医との調整
受診結果をふまえた今後の援助の提案

認知症専門医

連携担当者からの情報をふまえた
当事者や家族への対応、診断結果を
ふまえた今後の援助に対する助言

図コラム①-1　連携モデルの構成員と役割

竹本与志人・杉山 京：認知症が疑われる高齢者の早期受診に向けた保健医療福祉連携モデルの理論構築．日本早期認知症学会誌．9（1）：22-31, 2016. を参考に作成．

民→民生委員→地域包括支援センター専門職→認知症疾患医療センター連携担当者→認知症専門医→認知症疾患医療センター連携担当者→地域包括支援センター専門職という円環プロセスで展開されるようになっており，連携プロセスの中心には地域包括支援センターが配置されている。

1. 地域包括支援センターが受診援助を受理する前のプロセス

地域包括支援センターが受診援助を受理する前のプロセスは，図コラム①-2のとおりである。民生委員以外の地域で一定の役割を付与された住民は，非専門職の善意による行動であることをふまえ，認知症が疑われる高齢者の発見と民生委員へ情報提供・援助要請することに特化した役割が付与されている。

民生委員の具体的な役割は，「相談」や「訪問等による状況の確認，地域包括支援センターの紹介」「情報提供」の3つである。「相談」とは，前述の役割を付与された住民より援助要請された内容を地域包括支援センターへ伝え，認知症が疑われる高齢者や家族へ対応する際の専門的な助言を受けることである。認知症が疑われる高齢者や家族はインボランタリー・クライエントであることが多く，ファースト・コンタクトは難易度の高い援助であることを鑑み，専門職より助言を受けることが望ましいとしている。また，「訪問等による状況の確認，地域包括支援センターの紹介」は，地域包括支援センターからの助言を参考にしながら，家庭訪問等によって

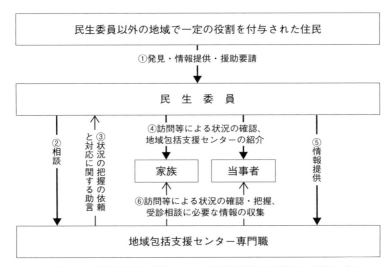

図コラム①-2　地域包括支援センターが受診援助を受理する前のプロセス

竹本与志人・杉山 京：認知症が疑われる高齢者の早期受診に向けた保健医療福祉連携モデルの理論構築. 日本早期認知症学会誌. 9（1）：22-31，2016. の図2を修正.

情報収集するとともに地域包括支援センターの役割と機能について情報提供することである。そして，それらの一連の対応内容を地域包括支援センターへ「情報提供」することが主な役割となっている。

　地域包括支援センターが主体になって行うべき連携は，「状況の把握の依頼と対応に関する助言」と「訪問等による状況の確認・把握，受診相談に必要な情報の収集」の2つである。「状況の把握の依頼と対応に関する助言」とは，前述の民生委員の「相談」に対する助言である。また，「訪問等による状況の確認・把握，受診相談に必要な情報の収集」とは，民生委員の「訪問等による状況の確認，地域包括支援センターの紹介」に対応したものである。

２．地域包括支援センターが受診援助を受理した後のプロセス

　地域包括支援センターが受診援助を受理した後のプロセスは，図コラム①-3のとおりである。地域包括支援センターが主体になって行う連携は，「受診相談，情報提供，情報収集」と「受診の提案・病識の確認」「受診調整依頼」の3つである。「受診相談，情報提供，情報収集」とは，前述の「訪問等による状況の確認・把握，受診相談に必要な情報の収集」を行った結果，受診の必要性が高いと判断した際，その

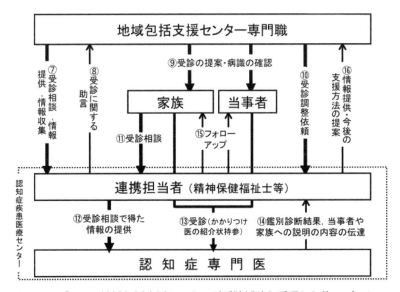

図コラム①-3　地域包括支援センターが受診援助を受理した後のプロセス
竹本与志人・杉山 京：認知症が疑われる高齢者の早期受診に向けた保健医療福祉連携モデルの理論構築. 日本早期認知症学会誌. 9（1）：22-31, 2016. の図2を修正.

判断の良否の確認や受診を行う際の注意点，家族のみによる受診前相談の必要性等について，認知症疾患医療センターの連携担当者から助言を受けることである。また，「受診の提案・病識の確認」は，連携担当者からの助言を受けて，認知症が疑われる高齢者やその家族に状況確認を行う行為を指している。そして「受診調整依頼」は，連携担当者に対して認知症様症状の内容や家族の状況，認知症が疑われる高齢者とその家族の病識に関する情報提供等を行い，受診の必要性や緊急度などについて再度確認を行う行為となっている。

認知症疾患医療センターの連携担当者の役割は，「受診に関する助言」と「受診相談」「受診相談で得た情報の提供」「フォローアップ」「情報提供・今後の支援方法の提案」の5つである。「受診に関する助言」は，地域包括支援センターの専門職に対し，受診方法や受診に必要な情報の整理方法，今後の受診手続きの進め方等についての助言であり，地域包括支援センターの「受診相談，情報提供，情報収集」に対応した行為である。「受診相談」は，連携担当者が家族の心理・社会的状況の評価を行い，具体的な受診方法の説明等を行う援助であり，地域包括支援センターが行った「受診の提案・病識の確認」を再確認し，十分に了解されていない場合は改めて援助を実施することとなる。

「受診相談で得た情報の提供」は，連携担当者が認知症専門医と行う行為である。認知症専門医へ情報提供と自らが行った心理・社会的評価を伝え，症例に応じた受診方法を協議する。そして「フォローアップ」は，認知症専門医からの医学的助言・指導をふまえ，認知症が疑われる高齢者（診断後は認知症のある高齢者）や家族にフォローアップ（アフターケアを含む）を行うことである。この場面では，認知症専門医からの医学的助言・指導に対する理解の状況等を評価するとともに，今後の療養に関する助言や指導等を行う。療養生活を阻害する経済問題等がある場合は，社会保障制度の活用により具体的な軽減・解決を図るための援助も併せて行う。さらに「情報提供・今後の支援方法の提案」は，紹介のあった地域包括支援センターへ「鑑別診断結果，当事者や家族への説明の内容」を情報提供するとともに，新たに評価された療養生活上の問題や課題を伝え，今後の援助の提案を行う。

認知症専門医の役割は，「受診」と「鑑別診断結果，当事者や家族への説明の内容の伝達」の2つである。「受診」は，連携担当者から得た情報を参考に，診療を行うことである。また，「鑑別診断結果，当事者や家族への説明の内容」は，連携担当者へ鑑別診断結果やインフォームド・コンセントの内容を伝え，今後の療養支援に有用な医学的助言・指導を行うことである。

これらの連携モデルの構成員には，居宅介護支援事業所の介護支援専門員や認知症初期集中支援チーム，地域密着型サービス事業所，かかりつけ医などが組み込ま

れていない。今後は認知症施策の進展状況や社会の変化等にも照らしながら，さらにブラッシュアップしていくことが課題である。

【引用・参考文献】
1）竹本与志人・杉山 京：認知症が疑われる高齢者の早期受診に向けた保健医療福祉連携モデルの理論構築．日本早期認知症学会誌．9(1)：22-31，2016．
2）竹本与志人：教育講演2：認知症が疑われる高齢者の早期受診に向けた保健医療福祉連携モデル．一般社団法人 日本認知症ケア学会2021年度 関西ブロック大会，2022．

第一部
医療機関での受診・受療に対する認知症のある人と家族の願い

第一章

医療機関での受診・受療における認知症の ある人と家族の願いに関する文献的検討

　認知症の早期受診における医療機関のソーシャルワーク機能に関する実態調査に先駆けて，まずは認知症のある人と家族の視点から彼らがどのような願いを持っているのかについて確認することが必要である。そこで本章では，医療機関に対する認知症のある人と家族のニーズについて記載された文献内容の整理・統合を行った倉本ら[1]の研究を基に，医療機関に対する認知症のある人と家族の願いについて確認することとした。

第一節　研究の概要

　倉本ら[1]の本研究の目的は，認知症のある人と家族の視点から医療機関および従事する専門職に求められる機能や役割を明らかにすることである。この医療機関については，「医療法1条の2第2項に基づく医療提供施設（病院，診療所，介護老人保健施設，調剤を実施する薬局その他の医療を提供する施設）のうち，認知症の診療を担当する病院ならびに診療所」と定義されている。

　文献の収集方法に関して，文献検索は医学中央雑誌Web版，Google等の検索システムを用いて2018年6月〜同年7月に実施している。検索用語は"認知症""医療機関""病院""認知症疾患医療センター""受診""診断""鑑別""専門""連携""ソーシャルワーク""家族""視点""語り""思い""心理""心情""満足""感謝""期待""願い""不安""困難""不満""不十分""調査""実態"の26語とし，これらの用語を組み合わせている。文献の選定基準は，①国内の文献であること，②本文に医療機関に対する認知症のある人とその家族のニーズが記載されていること，③会議録以外の文献であることであり，以上の基準に該当する文献を分析対象としている。なお，国内の文献に限定した

理由は，国外の文献では医療保険制度や社会情勢等の差異を考慮する必要性があり，得られた記述をそのまま援用し難いためとされている。以上における文献の収集方法はメタスタディの方法論[2]を参考にしている。

第二節　分析方法

　本研究では，認知症のある人と家族の「ニーズ」について分析された倉本ら[1]の研究とは異なり，彼らの「願い」について着目することから，倉本ら[1]の研究において分析対象とされた文献のうち，彼らの「願い」について記載されている文献を分析対象とすることとした。

　分析方法は，メタスタディの方法論[2]および定性的コーディング[3][4]を参考に次の手順を採った。まず当該分析対象文献から，医療機関に対する認知症のある人とその家族のニーズが記載されている部分を取り出し，データとした。次いで，それらを意味内容の類似性により分類整理しコードおよびカテゴリーを生成し，カテゴリー間において類似の内容が確認できなくなるまで統合することによりコア・カテゴリーを生成した。

　また，分析においてデータをコードに集約する際には，その解釈の可能性をデータで確認する作業を繰り返すなど，データ解釈の厳密性とその妥当性の要請に応えることとした。さらに，コード同士，コードとカテゴリー，カテゴリー同士，カテゴリーとコア・カテゴリー，コア・カテゴリー同士についても比較分析の作業を継続した。加えて，医療ソーシャルワーカーとしての臨床経験を有する大学教員の協力を得てカテゴライズの過程と結果の確認を重ね，分析内容の妥当性を確保した。

　なお，本研究では公表されている文献を分析対象とし，倫理的侵害はないことを確認した。加えて，当該文献の記載内容を記述する際には，個人名や機関名等が特定されないように配慮した。また，分析にあたっては著者が用いる文章をそのまま引用したが，これらの手順を採ることによって文献の主旨や意図が損なわれる場合には，それらを正確に反映する表現に整えた。

第三節　研究結果

　第二節で選定した分析対象文献のうち，認知症のある人と家族の願いについて記載されていた文献は5編[5]〜[9]であった（表1-1-1）。分析対象文献から25のデータが得られ，認知症のある人と家族の願いの類似性によって整理したところ，13コード，5カテゴリーに分類された（表1-1-2）。なお，分析対象文献における診療場面は，発症から現在に至るまでの診療に関する内容[5]，認知症であると診断した医療機関に関する内容[9]，認知症の診断（確定診断とは限らない）後の経験に関する内容[6]，日ごろの診療場面に関する内容[9]が混在していた。うち1編の文献[8]においては，具体的な診療場面について記載されていなかった。以下，【　】内をカテゴリー，［　］内をコードとして示す。

　【多専門職協働による診療態勢】は，「診察時間が短くて，充分に医師と話ができない．医師だけでは情報を得られない場合もあるので，診療もチーム制として医師・看護師・ケースワーカー・薬剤師などで対応してほしい」[9]というデータから得られたカテゴリーであり，多専門職による全人的な診療態勢を求める内容であった。

　【医師の態度・姿勢】は，［当事者視点に立ったインフォームド・コンセント］［認知症のある人と家族の話の傾聴］［家族への情緒的サポート］［専門医とかかりつけ医の連携］［専門医リエゾン］の5コードで構成されており，医療スタッフの中でも特に医師に対する願いに関する内容であった。

　【医療スタッフの支援体制】は，［福祉的情報提供］［認知症のある人と家族への精神的ケア］［医療スタッフの相談体制］の3コードで構成され，認知症のある人と家族に対する医療スタッフの受容姿勢や相談支援体制に関する内容であった。

　【医療と福祉の連携】は，医療・介護・福祉の連携に関する内容であり，［医療と福祉系専門職の連携］および［医療と介護の連携］の2コードで構成されていた。

　【認知症に理解のある医師の偏在解消】は，「話しやすく理解ある方の病院は

表1-1-1 分析対象文献の詳細

文献番号	対象者	対象者数	調査期間	診療場面
5	若年性認知症の本人（青森県内の医療機関，介護保険・障害福祉サービス等事業所を平成24年4月1日から平成25年3月31日までの1年間に利用した人）・家族・介護者	628	平成25年10月中旬～同年12月下旬	発症から現在に至るまでの診療に関する内容
6	認知症の人とその家族（認知症の人と家族の会会員）で，介護経験5年以内程度の介護家族	465	平成25年9月1日～同年10月31日	認知症の診断（確定診断とは限らない）後の経験に関する内容
7	若年認知症の本人（家族）	335	記載なし	発症から現在に至るまでの診療に関する内容
8	若年性認知症の人がいると回答した医療機関，在宅系事務所，施設・居住系事業所のうち重複を除く対象者および北海道若年認知症の人と家族会会員の内，同意書の提出があった世帯	25	平成24年11月～同年12月	記載なし
9	認知症の人の介護経験のある家族（介護を終えて3年以内の家族を含む）	399	平成22年9月～同年11月	認知症であると診断した医療機関に関する内容および日ごろの診療場面に関する内容

※各文献の記載内容に基づいて作成した.
倉本亜優未・杉山 京・仲井達哉・ほか（2019）「医療機関に求められる機能と役割――認知症者およびその家族のニーズに関する文献的検討」『岡山県立大学保健福祉学部紀要』26(1)，105-113. を基に作成.

混んで予約とりにくく，数時間待ちで，遠方だったので日頃通う病院にできなかった。父も私も仕事があり，そう休めないため，うつや認知症に理解のある医師が田舎にもあると良いと感じる」5) というデータから得られたカテゴリーであり，認知症のある人と家族が認知症医療へのアクセスに難渋している現状に対する解決を求める内容であった。

第四節 考察

本章では，認知症のある人と家族の視点から医療機関および従事する専門職に求められる機能や役割を明らかにすることを目的に，医療機関に対する認知症のある人と家族の願いについて記載された文献内容の分類を試みた。その結果，認知症のある人と家族の願いは，【多専門職協働による診療態勢】【医師の態度・姿勢】【医療スタッフの支援体制】【医療と福祉の連携】【認知症に理解のある医師の偏在解消】に分類された。

特に，【医師の態度・姿勢】は全データの4割強を占めており，認知症のある人と家族が医師に対して多くの要望を持っていることが明らかとなった。なかでも，［当事者視点に立ったインフォームド・コンセント］に関するデータ

表1-1-2　医療機関に対する認知症のある人と家族の願いの類型化

データ	コード	カテゴリー
診察時間が短くて，充分に医師と話ができない．医師だけでは情報を得られない場合もあるので，診療もチーム制として医師・看護師・ケースワーカー・薬剤師などで対応してほしい (9，Ⅲ)	多専門職協働による診療態勢	
認知症であるかもしれないという診断（テストの結果）なので，自分でも自覚症状がなく，どのあたりが若年性認知症なのかもう少し詳しく診断していただきたい (7，Ⅰ)		
分かりやすい説明と情報を求む．症状，これから先のこと，薬のこと (8)		
（「医療機関にどのようなサポートを受けたいか，望むこと」という質問に対して）薬の説明 (8)	当事者視点に立ったインフォームド・コンセント	
本人にわかりやすく説明して欲しい．「具合はどうですか？」と聞かれても本人はいつの事かわからない．「駄目（酒など）」なぜ駄目なのか，本人にわかりやすい言葉で説明して欲しい (8)		
病気の事についての説明，これからの経過予想をどこで相談すれば良いのかを教えてほしかった (8)		
若年の認知症に関する情報が少ないこと．今後病気がどのような経過をたどるのか．新薬に関する情報も少ないのでそうした情報が欲しい (8)		
今でも腑に落ちないのは2か所目の病院で，諸症状を訴えたにも関わらず，「頑張りましょうね」と薬を処方するだけ．最初の頃は症状を言おうとすると「関係ないことは言わないでください」と言葉を遮られました．アルツハイマーだと薬を処方．増量した時に下痢をして受診をしたが，また元の量に戻しただけ．本当は，その時点で病名の違いに気づくのだそうです．ただ，患者をさばくだけでなく，もう少し患者・家族の話に耳を傾けて欲しいと感じました (5，Ⅰ)	認知症のある人と家族の話の傾聴	医師の態度・姿勢
先生は主人のことだけでなく，いつも介護している私のことを気遣ってくれました．家族は絶対，何かしらの悩み，苦しみ，ストレスを抱えていますので，本人が診察の時は家族の診察も必要ではないかと思います (9，Ⅲ)	家族への情緒的サポート	
医師の対応力にはもっと磨きをかけて頂きたい．サービスを提供しているという自覚が欲しい (6，Ⅱ)		
認知症専門医と連絡しながら本人をかかりつけ医のようなところまで，つなげていける体制が必要だと思っています．専門医のいるような大きな病院へ定期的に連れて行くこと自体，段々困難になってきます．本人の症状のようすや進行によっては，近くで，あるいは施設の担当医などにすぐみてもらうことができるといいです (9，Ⅲ)	専門医とかかりつけ医の連携	
永い間リウマチで，大学病院で診療を受けていたのに，診療科と関係がないといえ，もう少し早い段階で神経内科や精神科への受診を勧めて頂けなかったものかと思いました．疾患の専門分野が細分化されているが患者側は多種疾患の知識を持っているわけではない (9，Ⅲ)	専門医リエゾン	
介護するうえでの制度（介護サービスや障害年金など）の事をどこで相談すれば良いのかを教えてほしかった (8)	福祉的情報提供	
各種サービスや情報の提供もしてほしい (8)		
情報や知識や援助は大切ですが，困難な状況を切り抜けるには，何のために介護するのか，自分が強くなるには，どんなマインドセット（心気持ち）を持つ必要があるのか，自分がやっている介護は社会的にどんな意味があるのか（使命感），というような精神力にかかわる部分についての教育がほしいと思います (9，Ⅲ)	認知症のある人と家族への精神的ケア	

2～3カ月に1度の診察日に先生との会話は10分位です．いろいろ伺いたいことがあっても，終わってしまいます．介護士さんでもいいのですが，別室でも相談や話を聞いていただける機会があると，ありがたいと思います（9，Ⅲ）		医療スタッフの支援体制
本人の病状ばかりと向き合うばかりではなく，本人を診察室から出して介護状況を聞いて，相談にのっていただく時間が欲しいと思います．失禁や困り事は本人を前にして言いにくいものですから…（9，Ⅲ）	医療スタッフの相談体制	
気軽に相談できるようにしてほしい（8）		
認知症の症状は，人それぞれ個々に違います．又，介護者の方もそれぞれ，認知症の知識の度合いや，個人の考え方が違います．これらの事をわかってくれた上での，適切な助言，指導をしてくれる人材が欲しいです（9，Ⅲ）		
困った時，いつでもすぐに対応してもらえると助かります（夜間の電話対応etc）．介護者の訴えに耳を傾けてほしいと思います（9，Ⅲ）		
医療と介護の連続性を強く望みます．対象は同一人物一人なのですから，例えば，退院時の介護施設への紹介，説明等，主治医が直接行うべきと考えます．文章やケアマネジャーを介しては，微妙な症状・行動・ADLなど正確には伝わりません．主治医＋担当看護師＋ソーシャルワーカーが介護チームであるケアマネ，訪問看護師・ショートステイ先の責任者・デイケア先の責任者等々一堂に介して伝達するシステムが必要ではないでしょうか．この時点での不連続が家族にとっては，一番不安でした（9，Ⅲ）	医療と福祉系専門職の連携	医療と福祉の連携
もっと，医療と介護が連携できるようになって欲しいと思う（7，Ⅰ）		
医療機関に行った時，そこで丁寧なカウンセリングを受けることができて，そこから必要な介護サービスや家族会，学習会につながるようであったらよいと思う．とにかく孤立化を防ぐシステムが必要（9，Ⅲ）	医療と介護の連携	
医療機関では，介護施設の事や介護の話などは，ほとんど聞くことがなく，介護については自分で調べるしかなかった．医療と介護の連携を望む（9，Ⅲ）		
話しやすく理解ある方の病院は混んで予約とりにくく，数時間待ちで，遠方だったので日頃通う病院にできなかった．父も私も仕事があり，そう休めないため，うつや認知症に理解のある医師が田舎にもあると良いと感じる（5，Ⅰ）	認知症に理解のある医師の偏在解消	

※（　）内のアラビア数字（5～9）は分析対象文献番号を示し，ローマ数字（Ⅰ～Ⅲ）は各データの医療場面を示す（Ⅰ：発症から現在に至るまでの医療に関する内容，Ⅱ：認知症であると診断された医療機関に関する内容，認知症の診断（確定診断とは違う）後の経験に関する内容，Ⅲ：日ごろの認知症診療の場面に関する内容）．なお，文献に医療場面の記載が見られなかった場合は記していない．

倉本亜優未・杉山　京・仲井達哉・ほか（2019）「医療機関に求められる機能と役割─認知症者およびその家族のニーズに関する文献的検討」『岡山県立大学保健福祉学部紀要』26（1），105-113．を基に作成．

数が最多であったことから，認知症の経過や治療を理解できる説明等を求めていることが確認された。また，医師の診療姿勢に関する［認知症のある人と家族の話の傾聴］および［家族への情緒的サポート］から，認知症のある人と家族も医師に受容的な診療姿勢や情緒的への配慮や対応などを求めていることが示唆された。しかしながら，現状では患者数の多さや多忙などにより診察時間が短時間となることも少なくなく，医師ひとりのみの対応には限界もある。そのため，「診察時間が短くて，充分に医師と話ができない。医師だけでは情報を得られない場合もあるので，診療もチーム制として医師・看護師・ケースワーカー・薬剤師などで対応してほしい」[9]という【多専門職協働による診療態勢】や［医療スタッフの相談体制］に関する願いも確認された。とりわけ，【医療スタッフの支援体制】および【医療と福祉の連携】に属する［福祉的情報提供］［認知症のある人と家族への精神的ケア］［医療スタッフの相談体制］［医療と福祉系専門職の連携］［医療と介護の連携］に関する内容は，認知症のある人と家族の医療機関に対するソーシャルワーク機能に関する願いであるが，この２つのカテゴリーに関するデータは全データの約半数を占めており，看過できない数字であった。

　これまで先行研究では，早期受診に向けて非専門職[10]や専門職[11] [12]を対象に認知症のある人とその家族を医療機関につなぐための支援が検討されてきた。しかしながら，本章の研究結果から，診療体制を整えるなど医療機関側の取り組みも重要であることが示唆された。

注）本章は，以下の学術論文の内容を基礎に再度文献内容を確認し，加筆および修正を行ったものである。
　・倉本亜優未・杉山京・仲井達哉・桐野匡史・神部智司・広瀬美千代・竹本与志人：医療機関に求められる機能と役割 —認知症者およびその家族のニーズに関する文献的検討—．岡山県立大学保健福祉学部紀要，26，105-113，2020．

【引用・参考文献】
1）倉本亜優未・杉山 京・仲井達哉・ほか：医療機関に求められる機能と役割——認知症者およびその家族のニーズに関する文献的検討．岡山県立大学保健福祉学部紀要．26

　　（1）：105-113, 2019.

2 ）Paterson BL, Thorne ES and Canam C, et al.: Meta-Study of Qualitative Health Research A Practical Guide to Meta-Analysis and Meta-Synthesis, Sage Publications, 2001.（＝石垣和子・宮﨑美砂子・北池正・ほか監訳：質的研究のメタスタディ実践ガイド．医学書院，2010.）

3 ）佐藤郁哉：定性データ分析入門——QDAソフトウェア・マニュアル．新曜社，2006.

4 ）佐藤郁哉：質的データ分析法——原理・方法・実践．新曜社，2008.

5 ）青森県健康福祉部高齢福祉保険課：青森県若年性認知症実態調査報告書．2014.

6 ）日本イーライリリー株式会社：認知症の診断と治療に関するアンケート調査　調査報告書．2014.

7 ）滋賀県健康福祉部医療福祉推進課：若年性認知症に関する実態調査報告書．2013.

8 ）北海道保健福祉部高齢者支援局高齢者福祉課：若年性認知症実態調査報告書．2013.

9 ）繁田雅弘・半田幸子・今井幸充：「認知症診療における適切な情報提供と対応」——患者と家族の安心と納得を左右する要因調査結果報告書．2011.

10）竹本与志人・杉山 京・中尾竜二・ほか：民生委員と福祉委員を対象とした認知症研修受講前後の受診促進意向の変化と関連要因．認知症の最新医療．13（1）：37-41, 2013.

11）杉山 京・中尾竜二・佐藤ゆかり・ほか：地域包括支援センター専門職を対象とした認知症高齢者の受診援助における専門医療機関との連携実践状況の類型化．老年精神医学雑誌．26（2）：169-182, 2015.

12）品川俊一郎・中山和彦：認知症患者の早期受診・介入の障害となる要因に関する検討——一般市民・かかりつけ医・介護支援専門員のアンケート調査より．老年精神医学雑誌．18：1224-1233, 2007.

第二章

医療機関での受診・受療における 認知症のある人と家族の願いに関する検討

　本章では，医療機関の診療体制や連携担当者の実践すべき援助業務を明らかにしていくうえで，認知症のある人や家族の視点からの検討を行う。特に家族介護者は日々，介護ストレスが蓄積され，ストレス軽減や情報収集のためのサポートが欠かせない。このことからも，本章の第一節と第二節においては，受診・受療や認知症の鑑別診断に至る過程で，家族介護者が認識している医療機関の機能や役割，地域で得たサポートについて，２自治体の介護者家族の会会員に対するインタビュー調査より検討していく。さらに，第三節においては，居宅介護支援事業所の介護支援専門員を介して実施した自記式での回答の調査結果から，認知症のある人と家族の願いについて検討する。

第一節　認知症の鑑別診断時に求められる診療体制に関する 質的検討

　本節では，認知症のある人を介護する家族を対象にインタビュー調査を行い，認知症の鑑別診断（初診）時に求められる診療体制について質的に可視化することを試みた結果について述べる。

1．調査方法

　調査対象者は，A自治体における介護者家族の会会員６人（認知症のある人の配偶者５人，実子１人）である。対象者は，当該会代表者が本研究の主旨を基に性別や地域，診断を受けた医療機関を考慮して選定を行った。

　調査方法は個別インタビュー（半構造化面接）である。インタビューでは，認知症の診断を受けた医療機関での対応の内容とその印象を尋ねた。具体的に

は事前にインタビューガイドを送付し，調査当日までの検討と準備を依頼した。インタビューガイドには，まず「認知症かどうかを診断していただくために訪れた医療機関での相談対応の内容とその対応の感想について教えてください」と教示し，受診前の相談対応については，「受診の方法等について相談に応じてくださる職員がいましたか」「相談に応じてくださる職員がいた場合，あなたはどのような相談をされましたか」「相談をされた際，どのような助言をしてくださいましたか」「その助言について，あなたはどのように感じましたか」，受診時については，「受診前に相談 に応じてくださった職員は，あなたの思いを専門医に伝えてくださいましたか」「あなたはどのような期待を持って本人を受診に連れて来られましたか」「専門医の対応はあなたの期待するものでしたか」「受診時の職員や専門医の対応について，あなたはどのように感じましたか」，受診後については，「今後の療養について，心配なことがありましたか。あった場合はどのようなことでしたか」「今後の療養について，相談に応じてくださる職員はいましたか。いた場合，それはどちらの，どのような職種の方でしたでしょうか」「その職種の方はどのような 助言をしてくださいましたか」「その助言について，あなたはどのように感じましたか」「今後，この職員にいろいろなことを相談しようと思いましたか」と記した。

　インタビューは，調査対象者の希望を尋ね，指定された場所において実施した。なお，インタビューに要した時間は1回当たり60〜90分程度であり，インタビューの内容はICレコーダーに録音し，逐語録を作成した。

　調査に先立ち，口頭ならびに書面にて調査の趣旨や匿名性の保持，承諾後も同意撤回が可能等の説明を行い，同意書を交わした。なお，本調査は2018年8月3日に岡山県立大学倫理委員会の審査・承認を得て（受付番号18-36），2018年12月から2019年1月の間に実施した。

　2．分析方法

　研究方法は定性（質）的研究法，分析方法には定性（質）的コーディング1) 2)を用いた。分析においては，「データ，コード，カテゴリーの一覧表」3) 4)を作成することにより，「理論生成の根拠の提示」と「分析プロセスの明示」を

行った。

　本研究における定性的コーディングの手続きは，3段階に分けて実施した。第一に，インタビューによって得られたデータ（インタビューの逐語記録）から，意味内容ごとに「コード」を割り出した。第二に，結果の一般化を図るため，倉本ら[5]の文献的検討の成果に照らして検討を行い，「コード」から「カテゴリー」，さらに「コア・カテゴリー」を生成した。最終段階である第三段階では，「カテゴリー」と「コア・カテゴリー」を「説明図式（理論）」へと統合した。また，調査対象者の発言の内容には，医療機関や医師等に対する肯定的な意見と否定的な意見が混在していたが，コードやカテゴリー，コア・カテゴリーの生成にあたっては，調査対象者の発言の意図を繰り返し確認しながら，医療機関の診療体制に求められる対応に焦点化して生成することを重視しながら整理を行った。

3．結果と考察

　6人の調査対象者の属性は，表1-2-1-1のとおりである。認知症のある人の性別は男性2人，女性4人であり，年代は50歳代から80歳代であった。また全員が異なる医療機関で診断を受けており，診断名はアルツハイマー型認知症が5人，混合型認知症が1人，認知症と診断を受けてからの期間（病歴）は

表1-2-1-1　認知症のある人とインタビュー対象者（介護者）の属性

認知症のある人				インタビュー対象者（介護者）		
性別	年齢	病名	病歴	性別	年齢	認知症のある人との関係
男性	60歳代	アルツハイマー型認知症	10年	女性	60歳代	妻
女性	80歳代	アルツハイマー型認知症	10年	女性	60歳代	娘
女性	70歳代	混合型認知症	11年	男性	70歳代	夫
女性	60歳代	アルツハイマー型認知症	不明	男性	60歳代	夫
男性	70歳代	アルツハイマー型認知症	6年	女性	50歳代	妻
女性	50歳代	アルツハイマー型認知症	10年	男性	60歳代	夫

６年から11年（１人は不明）であった。一方，インタビュー対象者の性別は男性３人，女性３人であり，年齢は50歳代から70歳代，認知症のある人との関係は配偶者が５人，実子が１人であった。

　分析の結果（コア・カテゴリーには【　】，カテゴリーには《　》，コードには［　］を表記），認知症の鑑別診断（初診）時に求められる診療体制は【患者・家族の視点に立った医師の対応】，【患者・家族の状況に合わせた受診体制】，【診断後に予測される生活問題への対応】に分類することができると考えた（表1‐2‐1‐2）。この３つの特性には関係性が確認され，【患者・家族の視点に立った医師の対応】および【患者・家族の状況に合わせた受診体制】の２つは両輪で機能することがまず求められ，そして【診断後に予測される生活問題への対応】といった支援へつなぐことにより，認知症のある人の家族のニーズが充足されるものと考えられた（図1‐2‐1‐1）。

　【患者・家族の視点に立った医師の対応】とは，患者・家族の心理面と理解力に配慮した医師の対応である。認知症のある人の家族は［医師の親身な態度］［医師の相談しやすい雰囲気］［医師の真剣な態度］といった《医師の指示的な姿勢》に好印象を抱いていた。また，［告知に対する配慮］［病名・病態に対する説明］［薬の服用に対する適切な説明］といった《適切なインフォームド・コンセント》により《医師の指示的な姿勢》に対する思いは強化されていた。しかしながら，［診断後の再診に関する説明］や［診断後の通院先に関する説明］といった《診断後の受診に関する適切な助言》が行われない場合は，《医師の指示的な姿勢》に対する評価を低くしていた。倉本ら[5]は医療機関に対する認知症のある人とその家族のニーズを類型化した結果，【医師の態度・姿勢】を見いだしており，このコア・カテゴリーを構成するカテゴリーは《医師のインフォームド・コンセントの質》や《医師の診療場面における態度》，《医師の医療連携に対する意識》の３つで構成されている。おのおののカテゴリーを生成するに至った文献[6]～[10]を確認すると，本調査で確認された《医師の支持的な姿勢》は《医師の診療場面における態度》を構成するコードである［医師の親身な姿勢][6]や［認知症者とその家族の話の傾聴][10]に相当していると考えられた。また，《適切なインフォームド・コンセント》は《医師のイン

表1-2-1-2　認知症の鑑別診断（初診）時に求められる診療体制に関する
コア・カテゴリー, カテゴリー, コード, データの一覧

データの一部	コード	カテゴリー	コアカテゴリー
医師が親身になって話を聴いてくれ, 印象が良かった.	医師の親身な態度	医師の支持的な姿勢	患者・家族の視点に立った医師の対応
診察を長く待って少し話をして終わりだった.			
医師が相談しやすい雰囲気を持っていた.	医師の相談しやすい雰囲気		
医師が真剣に今後のことを考えてくれる.	医師の真剣な態度		
検査の結果を本人の前で重度の認知症と告知されて本人も家族もショックだった.	告知に対する配慮	適切なインフォームド・コンセント	
医師が本人に症状を尋ねた後, 本人のいないところで家族と話をしてくれる.			
病名についてはっきり説明してくれなかった.	病名・病態に対する説明		
認知症がどのような病気なのかについての説明をしてほしかった.			
服薬に関する効能の説明が不十分だった.	薬の服用に対する適切な説明		
普段はかかりつけ医, 不安になったら受診に来なさいと言われた.	診断後の再診に関する説明	診断後の受診に関する適切な助言	
通院が大変なので近医で受診して, 検査の時だけ来たいというと近医で全部診てもらうように言われた.	診断後の通院先に関する説明		
医師に会う前に状況を聞いてくれる人がいると助かる.	医師以外の職員による診療前の情報収集	受診時の緊張と不安に対する配慮	患者・家族の状況に合わせた受診体制
受診の時にソーシャルワーカーが同席してくれていたらよかった.	ソーシャルワーカーの同席		
認知症の告知に対するショックで今後のことを考えられないようになっている時に相談に乗ってくださる人がいるととても助かる.	告知後の心理的支援		
医師が家族と話している間, 本人を看てくれる人がいると助かる.	認知症のある人の見守り	認知症の特性に合わせた対応	
予約していても診察までの待ち時間が長かった.	診察待ち時間の短縮		
初回は検査の予約のみ, その次は検査のみで診察が終わった.	確定診断までの受診回数の短縮		
医師に今後のことは自分で考えるように言われた.	療養生活についての助言	介護に関する相談対応	診断後に予測される生活問題への対応
介護に関する助言をしてくれる専門職との出会いがあったらよかった.	介護方法に関する助言		
医師の助言がなかったため, 自分で地域包括支援センターを探し, 介護の相談を行った.	介護に関する相談窓口の紹介		
診断後に家族会などの社会のつながりがあることをソーシャルワーカーが教えてくれたらよかった.	家族会の紹介	経済問題に対する相談対応	
認知症で障害年金が申請できる旨を知らず, 繰り上げ支給の手続きを取ってしまった. ソーシャルワーカーとの出会いがなかった.	社会保障制度の紹介		
進行に従って, どのような問題が出てくるのか, 経済的にはどのような制度が利用できるのか説明がなかった.	進行によって生じる経済問題に対する助言		
経済支援の制度の申請は自分が調べて申請しないと誰も教えてくれなかった.			
時折ソーシャルワーカーが様子を尋ねてくれてアドバイスをくれたら役に立つと思う.	ソーシャルワーカーによる定期的な声掛け	アフターケアの実施	

※データは, インタビューの逐語記録の一部あるいはその要約である.
※データは, 氏名や性別, 居住地域, 機関・事業所名など個人が限定されるような発言内容や方言等を伏せることで調査協力者が限定できないようにしている.

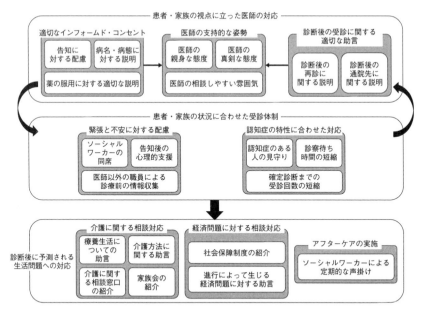

図1-2-1-1　調査結果から推測された認知症の鑑別診断（初診）時に
求められる診療体制（筆者作成）

フォームド・コンセント》8)～10) に，《診断後の受診に関する適切な助言》は
《医師の連携に対する意識》を構成するコードである［専門医とかかりつけ医
の連携］10) に相当していると考えられた。

　【患者・家族の状況に合わせた受診体制】とは，患者の個別性に合わせた柔
軟な対応である。認知症のある人の家族は［医師以外の職員による診療前の情
報収集］［ソーシャルワーカーの同席］［告知後の心理的支援］といった《受診
時の緊張と不安に対する配慮》に加え，［認知症のある人の見守り］［診察待ち
時間の短縮］［確定診断までの受診回数の短縮］といった《認知症の特性に合
わせた対応》を求めていた。倉本ら5) の研究に照らしたところ，《受診時の緊
張と不安に対する配慮》は【医療スタッフの支援体制】を構成するカテゴリー
のひとつである《認知症者とその家族への精神的ケア》7) に，《認知症の特性
に合わせた対応》は【医療機関の診療体制】の《予約から受診までの待機期間》
に相当していると考えられた。

【診断後に予測される生活問題への対応】とは，認知症が及ぼす生活への影響を想定した具体的な支援である。認知症のある人の家族は［療養生活についての助言］［介護方法に関する助言］［介護に関する相談窓口の紹介］［家族会の紹介］といった《介護に関する相談対応》に加え，［社会保障制度の紹介］［進行によって生じる経済問題に対する助言］といった《経済問題に対する相談対応》［ソーシャルワーカーによる定期的な声かけ］といった《アフターケアの実施》を求めていた。倉本ら5）の研究に照らしたところ，《介護に関する相談対応》は【医療と福祉の連携】10）に相当していると考えられた。また，《経済問題に対する相談対応》は【医療スタッフの支援体制】を構成するカテゴリーである《福祉的情報支援》6）に一部相当していたものの，［進行によって生じる経済問題に対する助言］は見当たらず，さらに《アフターケアの実施》に関しても該当する内容はなかった。これらは本研究で得られた新たなニーズと考えられた。

　認知症のある人や家族は，認知症を疑いながらも受診に踏み切れず，長い月日を経るなかでその疑いが強まることにより，覚悟を決めて受診に出向くことが多い。また，受診に至るまでの間には認知症のある人の発病前後の変化などにより家族共々様々な葛藤があり，加えて認知症様症状による人間関係の悪化なども経験するなど，心身共に疲弊していることも少なくない。そのような経緯をふまえるならば，認知症のある人や家族に対する対応は労いを含めた積極的な傾聴がまず必要となるといえる。また，現在完治が困難な認知症においては，その後の進行による生活への変化を予測し，予防的対応も必須である。しかしながら，家族の多くが医師等の対応を否定的に捉え，さらには生活問題に視点を置いた支援がほぼ実施されなかったことに残念な思いを抱いていた。本調査は限られた家族からのデータであったことから，次の段階の研究では現行の専門医療相談の体制ならびに他の家族の状況も詳細に確認することが必要と考える。

注）本節は，以下の学会発表の内容を基礎に，加筆および修正を行ったものである。
　・竹本与志人・杉山 京・桐野匡史・倉本亜優未：認知症疾患医療センターでの専門医療相談に求められる診療体制—家族を対象とした質的調査—．日本老年社会

科学会第62回大会報告要旨号 2020. Vol.42-2（誌上発表），2020.
・竹本与志人：認知症の診断を行う医療機関に求められる役割と機能．第23回日本認知症ケア学会大会 教育講演，2022.

第二節　認知症の診断前後に受けたサポートに関する質的検討

　本節では，認知症が疑われる高齢者が認知症専門医のいる医療機関を受診し，在宅療養へ移行する過程において，家族介護者が認識する様々な医療機関や地域におけるサポートについて家族介護者を対象としたインタビュー調査から明らかにすることを目的とした。

1．調査方法

　調査対象者はB自治体における介護者家族の会会員で認知症のある人を在宅介護した経験を持つ人（以下，家族介護者）10人とした。調査に際して，まず調査の趣旨等が記述された調査依頼書等を各家族会会長等に送付した後，口頭で調査の趣旨や倫理的配慮について説明を行い，調査協力への承諾を得た。調査対象者は家族会会長ならびに地域包括支援センターの職員らの協力を得て選定した。認知症専門医の受診に至るまでの過程において家族介護者がサポートを受けた地域における内的・外的資源に焦点を当て，フォーカスグループインタビューを行った。またインタビュー前に，調査対象者の基本属性等（性別・年齢・介護期間・続柄等）について，別途フェイスシートへの記入を依頼するとともに，調査対象者の承諾の上その語りをICレコーダーに録音した。

　研究対象者には，研究の目的，意義について説明し，調査協力による不利益を被らないこと，プライバシーの保護，途中でのインタビューの中断および中止ができること，学会発表や論文，報告書などの公表が終了した後にはすべてのデータを処分することなどについて口頭と文書で説明し，承諾を得て誓約書への署名，捺印を受領した。また，個人情報を含む語りには語りの主旨に影響が出ない程度に修正を施した。なお，本研究の計画および実施については，岡山県立大学倫理委員会の倫理審査委員会の審査・承認（受付番号：18-36）を

得て，2018年11月から2019年１月の間に実施した。

2．分析方法

　分析方法は質的内容分析[11]である。各対象者のインタビュー内容のすべての逐語録を作成し，全体を何度も読み，特に本研究で扱う家族介護者が受領していると感じるサポートやネガティブなサポート，役に立ったと感じる資源と考えられる語りの部分を分析対象として選択した。それと同時に，インタビュー時の対象者の表現の仕方，表情，応答の速度や頻度などフィールドノートの内容と照らし合わせながら，総合的にサポートを受けていると受け取れる箇所を選択するようにした。分析手順としては対象者の語り全体を何度も読み返し，①受領したサポートやネガティブなサポートを表している箇所をそれぞれの対象者から抽出し，コードを生成した。次いで，②各コードに名前をつけ，③各コードの共通部分を見いだし，統合を試み，カテゴリーを命名した。④そのカテゴリーを総合的に捉えるため，共通部分を抽出し，テーマを命名した。最後に概念図として図示した。

　分析においては，語りのデータに対する十分な解釈を行い，着目したデータの部分からコードを生成し，解釈の厳密性や妥当性の確保に努めた。

　また認知症ケアに携わった経験を有する支援専門職や高齢者福祉領域の質的研究者とともに検討し，分析結果の内的妥当性，研究の確実性の担保[12]に努めた。

3．結果と考察

　調査対象者はA市の介護者家族の会の会員10人である。基本属性等は表1－2－2－1に示すとおりである。

　家族介護者に対するインタビュー調査で得られた語りの逐語録を読み，それぞれの対象者の語りの文脈の中に，前後の文脈を崩さぬよう，受領したサポートやネガティブサポートと思われる箇所が強く表現されていると思われる箇所に下線を記した。

　分析の結果は表1－2－2－2や図1－2－2－1にあるように，まず，「医療機関に

表1-2-2-1　調査対象者の概要

仮名	介護者性別	介護者年齢	介護者性別	高齢者年齢	専門医受診までの期間	家族会入会理由
Aさん	男性	70歳代	女性	70歳代	18か月	介護の現状を知りたいため
Bさん	女性	70歳代	男性	80歳代	10か月	自分が介護で苦労したので，他の人がどのように介護しているか知りたかった。
Cさん	女性	70歳代	男性	80歳代	1か月	徘徊などが始まり，どうすればよいのか分からなかった。話をしたかった。
Dさん	男性	80歳代	女性	80歳代	36か月	本人が普通のことができなくなり，相談するために入会した。
Eさん	女性	60歳代	女性	90歳代	0.5か月	家族会で楽しく会話していることを知り，区役所で紹介してもらった。
Fさん	女性	80歳代	男性	80歳代	不明	姿を見るのも嫌になった頃，区役所発行の新聞で知った。
Gさん	女性	80歳代	女性	80歳代	不明	体験を聞きたかった。
Hさん	女性	70歳代	男性	80歳代	1か月	つらさのあまり死を考えた。話を聞いてもらいたかった。
Iさん	男性	70歳代	女性	70歳代	2か月	区の福祉に関する情報センターで教えてもらった。
Jさん	女性	70歳代	男性	70歳代	0.3か月	不安が募り，ケアの内容が分からなかったから。

おけるサポート」は4つのコードが抽出され，2つのカテゴリーと関連づけられ，《医療機関におけるネガティブサポート》のテーマとした。次に，「地域におけるサポート」は5つのコードが抽出され，3つのカテゴリーに関連付けられ，《地域におけるポジティブサポート》のテーマとした。本分析から抽出された家族介護者の要望については〔地域における福祉的な相談体制へのニーズ〕とした。なお，コードは〈　〉，カテゴリーは〔　〕，テーマは《　》，意味ある用語，語り自体や特徴ある語りは「　」や　　　　　で記述した。

表1-2-2-2　家族介護者の受領サポートの分析結果

テーマ	カテゴリー	コード
医療機関における ネガティブサポート	医療体制の不備	受診先の迷い
		医師の頼りなさ
		薬のみの診療
	ソーシャルワーカーの不在	ソーシャルワーカーの不在
地域における ポジティブサポート	頼れるケアマネジャー	ケアマネ頼み
		介護保険制度への連携
	他専門職からのサポート	地域包括支援センターへ
		社協職員からの情報
	家族会からのサポート	家族会からのサポート

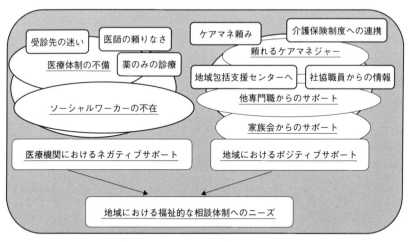

図1-2-2-1　家族介護者の受領するサポート概念図

筆者作成

（1）医療機関におけるネガティブサポート

1）受診先の迷い

女①：認知症医ですって言うたらいいだけですもんね，開業医さんはね。

男①：それは難しいの，医者が。もうこれ精神疾患と一緒やから，精神病の範囲
　　　やわね。精神科ってありますわな，普通の。

女①：あります。だから，心療内科に行ってもだめだというのを5年前に聞きま
　　　したし，脳神経外科に行くのが一番，まずはＭＲＩが撮れるという。

面接者A：一番の専門医は神経内科だと思います。脳外科でもなく，精神科でも
　　　なく，神経内科で診ていただいて，そこでいろんな検査をした結果，次の
　　　ステップに行く。中には，内科で治療を受ける方もあるんです。

女①：でも，一番わからんようになったら内科行きますもん。うちも周りにいろ
　　　いろ，母のことを言われて。でも，ぼけているんのちゃうとか，周り言わ
　　　れたけど，それは家族のほうもそれをわからないから，認めたくないです
　　　から，近くの内科へ行って相談して，それで初めてその何か専門の病院に
　　　紹介されて行ったんです。だから，周りがいろんなことを言われたんです。
　　　じゃ，本音，逆に母親への，私は悩みましたもん。

女②：うん。これ，何かぼけているんのちゃうとか，あんた1人で看んと，もっ
　　　と家族いてるんだったらって，ものすごい言われて初めて。でも，行き先
　　　がわからないから，やっぱり内科に行きますやんか。

男①：○○の心療内科へ。そこの社長の勧めがあって，なぜ社長の勧めがあった
　　　かといったら…それで，心療内科を受けました。診療内科を受けると，そ
　　　こ先生もちょっとストレスでしょうというような，ストレスですかねと
　　　いうような。

面接者B：内科医の先生ですね。

女②：心療内科や。

男①：そうそう。心療内科へいきなり行ったんやね。心療内科へ行って，そこで
　　　何か精神安定剤みたいなものをもらったんでしょう。

　以上から，受診先について家族がどこへ行けばよいか分からず，内科や脳神
経外科なのか，精神科受診なのか迷っている様子がうかがえる。

2）医師の頼りなさ

> 女①：今は老健に入って，そこであの先生は多分内科の先生じゃないかなと思う
> 　　　んですけど，そこを経営している先生が。だから，どんな薬飲んでいるん
> 　　　かはちょっとわかりません。教えてくれません。
> 男①：薬の名前はわからない。
> 女①：教えてくれない。
> 女②：教えてくれません。ほんで，たまにレントゲン撮ったら費用だけが請求書
> 　　　に載っています。
> 男①：どこのレントゲン？
> 女②：いや，胸とか，どっか撮るんやと思うけど，わからないです。聞いても，
> 　　　聞いときます言うだけ。看護師さんに聞いても。
> 女①：薬何で教えてくれへん？
> 男①：ほったらかしというかね，だから，相当私にはストレスあったと思います。
> 　　　それはもうわかってまんねん。そんなこと話したら，またおかしなる。

　家族が薬の名前も教えてくれない医師に対してストレスを感じていて，医師は頼れない存在であるという認識を持っている。

3）薬のみの診療

> 男①：○○先生。そう，○○先生が言わはったんで，ああ，そうですかと。日
> 　　　常ってどうなるんですかねって，だんだん忘れていきますよと。ああ，そ
> 　　　う，困ったなと思ったんですが，そのときに処方されたのがアリセプトの
> 　　　3やったと思いますわ。0.3かな。一遍これを2，3か月飲んでください
> 　　　と。2か月かな。
> 面接者A：3ミリグラム。
> 男①：3ミリやったと思うんです。これ，様子観てくださいということだったの
> 　　　で，やっぱりそれを飲んで帰りました。

> 面接者B：じゃ，その後もその病院側から今後はこのようなことをしたらいいで
> 　　　すよとか，何かそのようなことはなかったですか。
> 女②：大声を上げたり，どなったりするようになったときに，先生が気分をおさ
> 　　　める薬ですとか，薬の説明はしてもらいました。お医者さんからです。

> 面接者B：それはお医者さんからですね。
> 女②：お医者さんからです。

> 女③：うん。出さないタイプの。もう異常なほど，こんなに重ねて私は心療内科
> 　　　の先生に母はこんだけ飲んでいるんです。ようこんだけ重ねて認知症の薬
> 　　　を出す人いるんですね，えーって言うぐらい。
> 面接者B：認知症の薬だけで何種類もあったということですか。
> 女③：こんな重ねて飲む。こっちは効くかな，こっちが効くかなという感じで
> 　　　しょうね。もうアリセプトもそうですし，すごい高額でした…。

> 面接者B：先ほど〇〇さん，もう少しそこのところのお医者さんのお話なんです
> 　　　けど，結局はそのたくさんお薬出し過ぎだよというふうに言われて。
> 女③：いや，私も認知症のお薬って知らなかったから，こういうお薬効くんです
> 　　　か，全く母がやっぱり，そのころはちょっとでも効くんかなと思っていた
> 　　　から，飲ませせたんですよ。
> 面接者B：思ってそのまま飲んではったんですね。
> 女③：何ですかこれって言って。

　医師が薬だけの処方や，服用している全薬の管理をしてくれないこともある。説明は薬についてのものだけであったことも不満に感じてることが分かる。

4）ソーシャルワーカーの不在

> 面接者B：そのお医者さんが相談に乗っていただいたかどうか，記憶にございま
> 　　　せんか。例えば何か特定とか，そういう診察の結果とかを見せていただい
> 　　　て，説明がありましたか。そういうのは覚えていらっしゃいませんね。
> 　　　じゃ，とりあえずお医者さんしか出てこなかったということですね。
> 女④：はい。
> 面接者B：その後，これからどうすればいいのかとか，認知症の人はそのときお
> 　　　うちでいらっしゃったので，在宅でどのように，どんなことを，サービス
> 　　　を使って，そういうことのお話をしていただくような方は，病院ではい
> 　　　らっしゃらなかったですか。
> 女④：うん，別に。はい。それで，内科の先生に。

面接者B：ああ，また戻っていかれた。

女④：そうです。

面接者B：その大きな病院二つ行かれているんですけれども，どちらの場合も，今私が何回も言っていましたが，そういう相談に乗っていただけるような職員さんはいらっしゃらなかった？

女⑤：いなかったと思います。

面接者B：直接もうそこの受付に行かれて，外来のような順番をお待ちになって，ご自身で行かれたということですね。

女⑤：はい，そうです。

面接者B：わかりました。そのときに，その説明だけだと何か不安になったり，今後どのようにしたらいいのかというようなことに対して，心配されたりしなかったですか。

女①：心配でしたよ。でもね，どなたに聞いてもこれから先どうなりますか，認知症の最期はどうなりますかって質問しても，答えてくれた人はおりません。

面接者B：病院の中で？。

女①：病院でも，どこでも。

面接者B：特に，病院の中ではそのような介護に関する相談に乗っていただいたりする方はいらっしゃらなかったということで，今から考えられると，もう少しそのときに家族の方の気持ちを察して，助言をしていただいたりする方がやっぱりいたほうがよかったという。

女①：もちろん，もちろん。はい。

面接者B：4年間の間に，3か月ごとに○○病院に行ってはりましたね。そのときはお医者さんしか出てこなかったですか。

男①：お医者さんと検査の人，あれは何ていうんですかね。

面接者B：検査技師ですね。

男①：検査技師，そうそう。検査技師と，それだけです。

面接者B：ほかに相談に乗りますよと。

男①：それと，看護婦さんとね。

面接者Ａ：メモリーを出していただいたときとか，アリセプトを出してもらった
　　　　　ときに，医療費が安くなる制度とかは教えてもらえなかったですか？

男①：医療費が安くなる制度。

面接者Ａ：あるんです。

男①：ええっ。

女②：ええっ，知らない。

女①：私は聞いたことない。

面接者Ａ：はい，医療費が安くなるんです。認知症の病名がついていて，通院で
　　　　　治療を受ける場合には，医療費が安くなるんです。もう昔からあります。

女②：ええっ。

男①：昔からあるんや。

女②：知らんかったよ。

女①：じゃ，何で医者はそれをしないですか。

男①：ちょっと待って，初めて聞くわ，そんなの。

女①：私も。

男②：知らなかったです。お金がない人をやっぱり支援せないかんで。

面接者Ａ：基本的にはその連携室に社会福祉士がいれば，社会福祉士の強みって
　　　　　経済問題を。

男①：いや，社会福祉士は？

女③：病院にはいないんやね。

面接者Ｂ：いるんですけど，皆さんが行かれたときは本来はいてはったかもしれ
　　　　　ないですけど，皆さんのところにはそこに向こうが来られなかったという
　　　　　ことですよね。

面接者Ａ：たどり着いていなかった。

男①：こっちからアクセスせんと，絶対向こうからどうですか言うて聞いてくれ
　　　　　へんやもん。

　診断後に病院でその後どうすれば良いのかについての説明や相談，受けるこ
とができるサービス，医療費などについて誰からも説明がなかったが，家族介
護者はそのようなサービスの存在も面接者からの問いかけで初めて知ったこと
になる。

（2）地域におけるポジティブサポート

1）ケアマネ頼み

面接者B：じゃ，すみません。主な相談相手として専門職という方はあまり出て
　　　　こられなかったということですか。

女⑤：もうケアマネジャーだけですよ。あと，デイサービスが。

面接者B：あと，デイサービスの職員さんですか。

女⑤：はい。

面接者B：そこで看護師さんとか，そういう医療関係の方はいらっしゃらなかっ
　　　　たんでしょうか。

女⑤：はい。

面接者B：でも，結局，医療関係の方の専門職というのは，近くのかかりつけ医
　　　　のお医者さんという。

女⑤：そうです。

面接者B：そこでの相談ということはありますか。お薬の投与，もらうだけなの
　　　　か，そこでもう少し詳しくお話を相談されたりとか，そういうことはござ
　　　　いませんでしたでしょうか。

女⑤：だから，そこでずっと14年間薬をもらっていた。それで，別に相談いう
　　　　ても，ケアマネさんとか，足が悪いから近くの整形行ったり。

面接者B：基本的に，その病院関係で相談に乗っていただける方はいない？

女③：いなかったです。

面接者B：ということと，その主な相談相手としては。

女③：ケアマネ。結局，ケアマネになっちゃいますよね。何ていうのか。よっぽ
　　　　どの医療じゃない限り，ケアマネさんに相談になりましたね。でも，医療
　　　　に強いケアマネじゃなかったので，ピンキリですからね，ケアマネジャー。

面接者B：すみません。その4年間の間は○○大学には3か月に1回行ってい
　　　　らっしゃって，ご自宅で相談をする相手として，ケアマネさんのような方
　　　　は。

男！：ありました。

面接者B：それは，介護保険制度は使ってはりました。サービスを。

男！：はい。使ってました。というのは○大で認知症と診断されてから，うちの

> 娘が看護婦だったので，すぐに友達のケアマネを紹介しました。ケアマネが来て，お母さんの顔を見て，しゃべって，一応認定を受けましょうということで，もうそのあくる日に要介護3のあれが出ました。

> 面接者B：主に相談をするお相手としては，どなたに相談をされていらっしゃいますか。
> 女②：もうケアマネさんですね，やっぱり。
> 面接者B：皆さんいらっしゃらないという。
> 面接者A：いらっしゃらない。ショックですね。

　結局，病院では相談にのってもらってないため，地域に帰ってから元の支援者であるケアマネジャーに今後のことなどを相談に乗ってもらうことになる。

2）介護保険制度への連携

> 女③：私の母は普通の開業医さんで，もうすぐに提携しているケアマネさんというのを紹介するから，介護保険を使えるようにしなさいと言われました。使っていなかったから。
> 面接者B：それはお医者さんが。
> 女③：うん。開業医さんにね。内科ですけど，そこで父も意味がわからなかったじゃないですか。そうしたら，どうしたらいいかということは，まず介護保険を使えるようにしないといけないから，それを教えてくれはって，自分のところのつながりの，そこの医院というのは全部そこにつながっているんじゃないかなというような組織があるんですよね。ケアマネさんと。そこにもう直行で連絡行って…親はどれを選ぶ権利もなかったって感じ。もう開業医さんから直行でそこやから，どれにしますかじゃなかったんですけどね。

　開業医に診療のために行くと，医院では相談には乗らないが，医院で連携しているケアマネの紹介をしたり，直ぐに介護保険制度に繋げようとする動きが見られた。

3）地域包括支援センターへ

面接B：その介護保険を使うのは。

女③：自分で探して。

女①：いえいえ。やっぱりケアマネジャーさんに教えてもらった…。ほんで，わからないじゃないですか。初めて接する人で。

女③：ということは，地域包括センターか何かに行かれたんだ。

女①：と，思うね。多分ね。そうでなかったら来ないと思う。

面接者B：そうでしょうね。

女①：包括センターの人は親切に対応してくれますよ。すごく。

面接者B：お近くのね。ご自宅の近くのところに行かれたということですね。

　家族はケアマネジャー以外では，地域包括支援センターの職員からサポートを受けていたことが分かる。

4）社協職員からの情報

女③：ちょっとそのままやっぱり私があまり家で勝手なことを言ったり，言えない状態だったので，もうそのお医者様をずっと以前から信じ切っている，親は。だから，その先生ならもうという感じでというふうに。ただ，どこでも言われなかったことを，ここの社会福祉協議会の1人の男性が，それもちょっと親しかったかもしれませんけど，○○さん，ここの脳神経外科に行きなさいと言ってくれました。

面接者B：そこに初めて行かれて診断を受けたんですね。

面接者B：じゃ，その間，○○さんは例えば介護の相談とか，何かそういうこと，相談をする相手としてはケアマネさんとかが主にされていましたか。

男①：ケアマネじゃなくて，ヘルパーさんと。何ていうかな，福祉協ちゃうな。

女①：社会福祉協議会。

男①：ああ，社会福祉協議会か，○○だよりというか，何かそういうパンフレットがあって，そこに認知症というものがあった。だから，うちが家内と○大へ行ったときも，何やらの先生の講演会，認知症の何やらって全部行きました。…へえ，認知症ってこないなるんかいな。せやけど，私は信じられなかった，うちの家内がね。あほになるっていうようなことが。

　たまたま知った社協職員からも，認知症に関するお知らせを教えてもらって情報を確保したことになる。

5）家族会からのサポート

> 男②：歌も歌えるし，それから，必ず誰かがついてくださるんで，楽しいんじゃ
> ないかな。だから，僕も行ってみて，この人（認知症本人）が行きとうな
> いと言ったら，もうやめようと思ったんですけど。でも，行ったら，また
> 行ってもええよと，その○○の会。それをやりよるうちに，その○○の会
> のメンバーの中で，○○さんいうて女の方，，心の交流会にしてっていう。
> それ，月に1回してるから，どうって言われて。行く行くいうて，行って
> みよう言うて。これに，はまりまして。よかったです。

> 面接者B：じゃあ，結局認知症の色んな相談口はあまり利用されなかったという
> ことですね。
> 女④：それよりかは，家族会の何という人やったかな。いつも電話しておいでっ
> て。家族会に行った時も個人的に相談してみたり。

　家族会会員なので，結局家族のメンバーに愚痴を聞いてもらったり，個人的にも相談したりしていることで癒やされていて，また，認知症本人も同行して家族会の居心地のよさを実感していた。

（3）医療機関への要望
〔地域における福祉的な相談体制へのニーズ〕

> 女③：私思うんですけど，それだけじゃなくてね，大きな病院だったら大体がん
> 相談なんかあるじゃないですか。あの治療の金額とか，いろんなそういう
> 家庭の事情なんかでも相談相手がいても，認知症に関してもあっていいの
> じゃないかという時代に来ているんじゃないかと思うんですよね。そう思
> います。
> 面接者B：その相談というのは，例えば，そのがんですか。
> 女③：例えばね。がん相談なんかで，治療方法で生活事情とかいろんな中でどう

治療していったらいいかとかあるじゃないですか。こちらもそういうことの中のやり方とかの中で，やっぱり老人ホームに入れることにしても，何にしても，ケアマネジャーが絡みますけど，そういう人がいてもいいんじゃないかなと思うのと，どこで介護保険をお使いになられたらどうですかって言われたんですか。

面接者Ａ：はい。基本的にはあるのと，昔からあるんですけど，あと，認知症の専門のセンターというのが，認知症疾患医療センターという看板を掲げているところがあって，そこが公からお金をもらって運営しているんです。

男①：どこの都道府県にもあるんですか。

面接者Ａ：はい，各。○○にもあるはずです。

女①：どこ，○○。

面接者Ａ：はい。そうしたら，そこにソーシャルワーカーがいて，いろんな相談を受診のことから，先生との調整から，経済的なことまで。

女①：遠いんですよね。こんなの。

面接者Ａ：だから，そういったセンターがたくさんふえてくれば，そういった人を置かないといけないことになっているので。

男①：もうちょっと，そういう派出所みたいなのが出てくれたらええのにな。

病院においても認知症に関するわかりやすい相談体制があると良い。認知症疾患医療センターや相談室のようなところも増やして，街の中に普通にあってほしいという要望が「派出所」という言葉に表現されている。

「医療機関におけるサポート」は，〈受診先の迷い〉〈医師の頼りなさ〉〈薬のみの診療〉〈ソーシャルワーカーの不在〉の４つのコードが抽出され，〔医療体制の不備〕〔ソーシャルワーカーの不在〕の２つのカテゴリーに集約された。また，《医療機関におけるネガティブサポート》のテーマとした。次に，「地域におけるサポート」は，〈ケアマネ頼み〉〈介護保険制度への連携〉〈地域包括支援センターへ〉〈社協職員からの情報〉〈家族会からのサポート〉の５つのコードが抽出され，〔頼れるケアマネジャー〕〔他専門職からのサポート〕〔家族会からのサポート〕の３つのカテゴリーに集約され，さらに《地域における

ポジティブサポート》のテーマとした。最終的に，医療機関への要望として〔地域における福祉的な相談体制へのニーズ〕が抽出された。

　家族介護者は認知症高齢者へのつらい介護のさなかにあって，鑑別診断の是非，受診先に迷いながらも，教えてもらった専門病院へ受診してみたものの，医師に質問しても求める答えが得られず，投薬だけの治療中心で相談体制のないことにあきらめを感じている様子がうかがえる。また，この現状が病院の役割であると理解していたようである。

　結果から，医療機関からのサポートはほとんど見えず，家族からはソーシャルワーカーの存在が認識されていなかったことが伺える。医療ソーシャルワーカーは，医療連携室などでの業務に追われ，意識下にない，あるいは認知症診療におけるソーシャルワーカーの役割が確立していないことも予測される。家族にとって病院受診は，単なる「認知症」の確定に過ぎず，その後途方にくれていたことが分かる。結局，仕方なく，普段相談している地域でのケアマネジャーに依存するしかすべがなく，時として，他の専門職と関わっている場合のみ，そこから情報提供がされていた。また，家族会会員からはインフォーマルなサポートとして，サービスに関する情報や情緒的な励ましを提供されていたといえる。

　本節の目的は，大阪府の介護者家族会会員に対するインタビュー調査から家族介護者が認識する様々な医療機関や地域におけるサポートについて明らかにすることであった。医療機関では認知症への相談窓口としての役割はなく，医療体制の不備がうかがわれた。また，そのサポートを家族介護者は普段から話せる関係性のあるケアマネジャーに頼っていることが浮き彫りになった。

　家族介護者のニーズにあるように，家族介護者には，お世話が大変なため，遠くにある投薬中心の専門医より，近くのなじみの相談場所が必要であるといえる。各地域において気軽に相談に乗ってくれる認知症の専門外来やソーシャルワーカーの配置が求められる。

注）本節は，以下の学会発表の内容を基礎に，加筆および修正を行ったものである。
　・広瀬美千代・杉山　京・竹本与志人：認知症が疑われる高齢者に対する医療機関の受診・受療体制のあり方 ―家族会会員へのグループインタビューを通して―.

第61回日本老年社会科学会大会（宮城），2019.
・広瀬美千代・杉山 京・竹本与志人：認知症が疑われる高齢者に対する受診援助
　過程におけるサポート資源 ─介護者家族の会会員へのインタビュー調査より─.
　日本社会福祉学会第67回秋季大会（大分），2019.

第三節　医療機関での受診・受療における認知症の人と　　　　家族の願いに関する量的検討

　本節では，認知症の人の家族介護者を対象に，彼らが認知症の診断を行う医師および医療機関に対する要望（願い）について，その特徴を明らかにすることを試みた。

1．調査方法

　調査対象者は，九州，中国，四国地方にある3県の居宅介護支援事業所を利用している認知症の人の家族介護者とし，調査は無記名自記式の質問紙調査により実施した。

　調査票の配付にあたっては，居宅介護支援事業所の管理者に調査の趣旨と倫理的配慮について説明を行い，承諾（家族介護者への調査票配付の承諾等）を得た。その後，調査協力への承諾が得られた事業所の協力のもと，当該事業所を利用している認知症の人の家族介護者に，調査の趣旨と倫理的配慮に関する事項が記載された調査票等一式を配付した。記入後の調査票は，プライバシー保護の観点から，回答者本人（家族介護者）が自ら返信用封筒に厳封し，直接研究責任者宛てに郵送する方法とした。調査期間は，2018年12月から2019年2月の3か月間とした。

　調査内容は，認知症の人および家族介護者の属性，医療機関への受診，認知症専門医療機関での受診前・受診時・受診後の3段階における対応内容等で構成した。ただし，本節では，認知症の診断を行う医師および医療機関に対する要望（願い）の特徴について明らかにすることを目的としていることから，「認知症の人の属性（性別，年齢，認知症の症状に気づいてから初めて医療機

関を受診するまでの期間，初めて認知症と診断されてからの経過月数，認知症と診断されたときの病名）」「家族介護者の属性（性別，年齢，介護期間）」，認知症の診断を行う「医療機関の医師の対応に関する要望（自由記述）」および「医療機関の対応に関する要望（自由記述）」についてのデータを抜粋して使用した。

　倫理的配慮としては，調査の趣旨と目的，匿名性の保障（プライバシー保護），自由意思による調査協力（調査協力は任意であり，辞退による不利益はないこと）などについて書面にて説明した。また，本調査への参加の同意に対する冒頭項目を設定し，再度，調査協力に対する同意について確認した。本調査は，2018年11月22日に岡山県立大学倫理審査委員会の審査・承認を得て実施した（受付番号：18-62）。

2．分析方法

　分析方法としては，まず抜粋した調査項目のうち，認知症の人と家族介護者の属性について把握するため，単純集計を行った。

　次に，認知症の診断を行う「医療機関の医師の対応に関する要望」および「医療機関の対応に関する要望」に関する自由記述（テキスト型データ）について，計量テキスト分析（KH Coder 3）[13] を用いて，その特徴を整理した。計量テキスト分析とは，計量的分析手法を用いてテキスト型データを整理または分析し，内容分析（content analysis）を行う方法[13] である。この方法を用いた理由は，主にテキスト型データの特徴を整理するにあたって，計量的な分析からその特徴が示唆されることで，自由記述の内容に関する分析の信頼性の向上を図ることができると考えたためである[14]。以上の分析に必要なデータは，回収された111人分のデータ（調査票配付数188人分）のうち，認知症の診断を行う「医療機関の医師の対応に関する要望」または「医療機関の対応に関する要望」のいずれか，またはその両方に回答が得られた63人分のデータを集計対象とした。ただし，分析に使用するデータ（変数）によっては，無回答が含まれることから，実際の集計対象者の人数は異なる。

3．結果

（1）集計対象者の属性等の回答傾向

　認知症のある人の属性分布は，表1-2-3-1に示した。性別は，「男性」18人（28.6％），「女性」44人（69.8％），「無回答1人」（1.6％）であった。平均年齢は83.0歳（標準偏差：7.8，範囲：54 - 97）であった。「医療機関に受診するまでの期間（認知症の症状に気づいてから初めて医療機関を受診するまでの期間）」は平均19.7か月（標準偏差：23.4，範囲：0 - 120）であり，認知症の症状に気づいてすぐに医療機関を受診した人もいれば，気づいてから受診に至るまでに10年（120か月）かかる人もいた。また，「初めて認知症と診断されてからの経過月数」は，平均48.7か月（標準偏差：35.8，範囲2 - 121）であり，認知症と診断されてから最長10年以上経過している人もいた。

表1-2-3-1　認知症のある人の属性分布（n=63）

項目		人数	（％）
性別	男性	18	（28.6）
	女性	44	（69.8）
	無回答	1	（1.6）
年齢[※1]	平均83.0歳（標準偏差：7.8，範囲：54-97）		
医療機関に受診するまでの期間[※2. 3]	平均19.7か月（標準偏差：23.4，範囲：0 - 120）		
初めて認知症と診断されてからの経過月数[※1]	平均48.7か月（標準偏差：35.8，範囲：2 - 121）		

※1：n=62，※2：n=59，※3：認知症の症状に気づいてから初めて医療機関を受診するまでの期間（n=62）

　「認知症と診断されたときの病名（複数回答）」は，表1-2-3-2に示した。回答の内訳をみると，「アルツハイマー型認知症」が35人（55.6％）と最も多く，次いで「よく覚えていない，わからない」の回答も13人（20.6％）となっていた。そのほか，「脳血管性認知症」「レビー小体型認知症」「意味性認知症」がそれぞれ5人（7.9％），4人（6.3％），1人（1.6％）となっており，「その他の認知症」は6人（9.5％）であった。

表1-2-3-2　認知症と診断されたときの病名（n=63）

項目	人数	（％）
アルツハイマー型認知症	35	(55.6)
脳血管性認知症	5	(7.9)
レビー小体型認知症	4	(6.3)
前頭側頭型認知症	0	(0.0)
意味性認知症	1	(1.6)
その他の認知症	6	(9.5)
よく覚えていない，わからない	13	(20.6)

※複数回答

　家族介護者の属性は，表1-2-3-3に示した。性別は，「男性」13人（20.6％），「女性」50人（79.4％）であった。平均年齢は64.6歳（標準偏差：10.4，範囲：41-87）であり，平均介護期間（介護月数）は58.4ヶ月（標準偏差：44.6，範囲：4-185）であった。

表1-2-3-3　家族介護者の属性分布（n=63）

項目		人数	（％）
性別	男性	13	(20.6)
	女性	50	(79.4)
年齢	平均64.6歳（標準偏差：10.4，範囲：41-87）		
介護期間※	平均58.4か月（標準偏差：44.6，範囲：4-185）		

※n=61

（2）医療機関の医師の対応に関する要望

　認知症の診断を行う「医療機関の医師の対応に関する要望」の特徴について明らかにするため，当該自由記述項目に回答が得られた47人分のテキストデータをもとに，共起ネットワークによる分析を行った。この方法は，出現パターンの似通った語，すなわち共起の程度が強い語を線で結んだネットワークを描くことで[13]，語と語の関係を視覚化できる方法のひとつである。ただし，

　共起ネットワークによる分析では，語が線で結ばれているかどうかに意味があり，近くに布置されているだけで，線で結ばれていなければ強い共起関係はない点に注意が必要である[13]。

　共起ネットワークによる分析に先立ち，まず，形態素解析により語（形態素）を抽出し，抽出語リストを作成した。このとき，疾患名や機関名など（たとえば「認知症」「在宅介護支援センター」「ケアマネジャー」「脳梗塞」など）は語として分解されないよう強制抽出語として扱った。また，「ケアマネ」と「ケアマネジャー」は同義語とみなし，「医師」「先生」「Dr」も文意を確認したうえで同義語とみなした。

　認知症の診断を行う「医療機関の医師の対応に関する要望」の自由記述に関する抽出語リスト（表1-2-3-4）を確認すると，出現回数の多い語の中でもとくに「医師」「相談」「認知症」「説明」「対応」「家族」「介護」「薬」「話」「症状」「病院」など，医師や認知症，家族や介護等に関わる語が上位を占めていることが分かった。

表1-2-3-4　抽出語リスト（医療機関の医師の対応に関する要望）

医師	16	患者	6	母	4
相談	14	今後	6	お世話	3
認知症	13	診察	6	もう少し	3
言う	12	進行	6	ケアマネジャー	3
説明	11	本人	6	教える	3
思う	10	今	5	検査	3
対応	10	主治医	5	行く	3
家族	9	詳しい	5	時間	3
介護	9	アドバイス	4	初めて	3
聞く	9	困る	4	生活	3
薬	9	受診	4	専門	3
話	9	助かる	4	病名	3
症状	8	状態	4		
病院	8	不安	4		

※表中の語は「抽出語」，数値は「出現回数」（3回以上のみ記載）である。

　次に，共起ネットワークによる分析を行った（図1-2-3-1）。ここでは，集計単位を「段落」，出現回数が「3」回以上の語を分析対象とし，「上位60」の共起関係を描画するように設定した。比較的強い結びつきがみられる語のネットワーク（以下，グループと表現する）の同定には「サブグラフ検出」を参考にした。なお，図中には共起の強さを示すJaccard係数も同時に布置した。一般に，Jaccard係数は0から1の値をとり，値が1に近いほど関連が強いことを示す[15]。また目安として，たとえば0.2以上であれば「強い関連がある」と解釈されることもあるが[16]，この指標はあくまでも相対的な解釈を与えるものとの指摘[16]を踏まえ，参考値としての表記にとどめた。

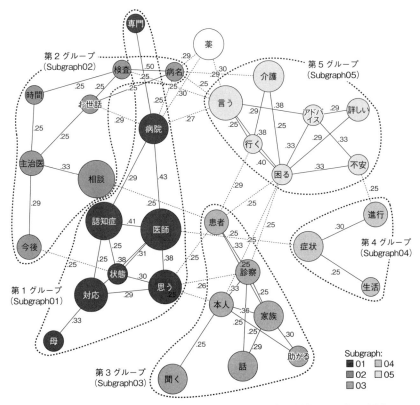

図1-2-3-1　共起ネットワークによる分析結果（医療機関の医師の対応に関する要望） KHCoderの出力結果をもとに筆者が加筆修正

　共起ネットワークによる分析結果を踏まえ，それぞれのグループの特徴について，グループを構成する語の記述内容について文意を損なわないように要約しながら解釈すると，第1グループ（Subgraph 01）では，「現状は専門の医師がまったく追いついていない状態だと思う」「医療機関の医師は，多くの患者を受け持っているのでひとりひとりの個別の細やかな対応は望めないと思う」「認知症と診断された時点で，医師から本人，家族，ケアマネ，職員などに説明があると対応，状態，今後のことで理解ができるようになり助かると思う」など【医師による対応の限界と細やかな対応の希望】に関する記述がみられた。第2グループ（Subgraph 02）では，「認知症らしい症状を感じて精神科に相談するところからお世話になっていたが，ある程度落ち着いた状態になって今後のことを相談したくても，主治医に対しての遠慮からか，つっこんだ内容に踏み込めず，病院同士の連携があっても良いのではと思う」「認知症の検査は時間をかけてていねいに行ってもらった」「後は主治医に手紙を書いて，今後のことは相談するように言われた」など【専門医と主治医との連携の必要性】に関する記述がみられた。第3グループ（Subgraph 03）では，「MRIでの画像での説明だけではなく，本人の話や家族が困っていること，不安に思っていることを聞いてほしい。診察時，患者側から何でも話せる，相談できるような雰囲気であれば助かる」「パソコンの画面ばかり見ての診察で本人，家族の訴えを書き込むばかりでした」など【医師の傾聴的姿勢に対する不満】に関する記述がみられた。第4グループ（Subgraph 04）では，「症状がどの段階にあり，どのように進行して行くのかを事前に説明頂きたかった」「症状の進行にもう少していねいなアドバイスがあれば心強い」など【認知症症状の進行に対する医師の丁寧な説明】に関する記述がみられた。最後に，第5グループ（Subgraph 05）では，「これからどうなるか不安だった。家族が協力的でなく困った。認知症の人をきちんとみていくのは難しく，アドバイスをしてもらっても全部はできない。あまり思いつめないでと言われたときは気が楽になった」「困った行動があったとき，介護する側の受け取り方，考え方の変え方のアドバイスがほしい」など，【家族の不安や介護に対するサポート】に関する記述がみられた。

（3）医療機関の対応に関する要望

認知症の診断を行う「医療機関の対応に関する要望」の特徴については，当該自由記述項目に回答が得られた43人分のテキストデータをもとに，共起ネットワークによる分析を行った。この分析に先立ち，まず，形態素分析により語（形態素）を抽出し，抽出語リストを作成した。このとき，「医療機関の医師の対応に関する要望」による分析のときと同様に，疾患名や機関名，制度名など（たとえば，「認知症」「在宅介護支援センター」「ケアマネジャー」「医療機関」「介護保険」など）は，語として分解されないよう強制抽出語として扱った。また，同義語の扱いは，「医療機関の医師の対応に関する要望」による分析と同様とした。

「医療機関の対応に関する要望」の自由記述に関する抽出語リスト（表1-2-3-5）を確認すると，出現回数の多い語の中でも特に「認知症」「家族」「受診」「説明」「医療機関」「介護」「相談」「本人」などのほか，「ケアマネジャー」や「病院」も上位を占めていることが分かった。

表1-2-3-5　抽出語リスト（医療機関の対応に関する要望）

認知症	22	特に	6	我が家	3
思う	20	方法	6	介護保険	3
対応	20	もう少し	5	患者	3
家族	15	医師	5	仕方	3
受診	14	今	5	紹介	3
説明	12	症状	5	詳しい	3
医療機関	10	聞く	5	場合	3
介護	10	薬	5	前	3
相談	10	教える	4	調べる	3
本人	8	助かる	4	方々	3
ケアマネジャー	7	欲しい	4	予約	3
病院	7	話	4	良い	3
困る	6	アドバイス	3		

※表中の語は「抽出語」，数値は「出現回数」（3回以上のみ記載）である。

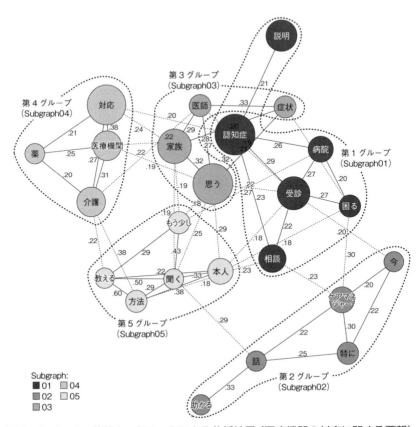

図1-2-3-2　共起ネットワークによる分析結果（医療機関の対応に関する要望）
KHCoderの出力結果をもとに筆者が加筆修正

　次に，共起ネットワークによる分析を行った（図1-2-3-2）。ここでは，集計単位を「段落」，出現回数が「4」回以上の語を分析対象とし，「上位60」の共起関係を描画するように設定した。また，「サブグラフ検出」により，比較的強い結びつきがみられる語のグループを整理した。

　共起ネットワークによる分析結果を踏まえ，それぞれのグループの特徴について，グループを構成する語の記述内容について文意を損なわないように要約しながら解釈すると，第1グループ（Subgraph 01）では，「初めての者には何もわからず，特に調べて受診せず，突然認知症の話を耳にしても戸惑うばか

りなので，資料を広げて一つひとつ説明してもらえると助かる」「認知症かな
と思っても，どこにはじめに聞けばいいのかわからない。誰でも相談できると
ころの紹介を病院の案内に貼るなどもう少しわかりやすくしてほしい。認知症
専門病院が少なく，予約しても数か月かかるため，すぐ受診できる病院があれ
ばよい」「認知症で受診するとき，どの病院に行ってよいのかわからなくてと
ても困った」など【医療機関への受診や認知症に対する情報入手に対する要望】
に関する記述がみられた。第２グループ（Subgraph 02）では，「ケアマネ
ジャーがある程度話をしてくれるので医療機関の方の対応で希望することは特
になかった」「今のところ特になし。ケアマネジャーがよく動いてくれるので」
など【ケアマネジャーによる支援と解決】に関する記述がみられた。第３グ
ループ（Subgraph 03）では，「症状がかなり進んで家族が困られているのを
見たとき，認知症専門医への紹介はされないのかなと思った」「常に認知症の
症状がでているわけではないので，家族も加齢によるものと思いがち」「本人
の様子を家族が書くノート類があれば家族が記入して先生（医師）に見てもら
い，もう少し親身になって聞いてもらったり，相談，介護方法等を教えても
らったりできれば，介護する者のストレスも軽減されると思う」など【患者の
認知症症状の丁寧な把握と家族へのサポート】に関する記述がみられた。第４
グループ（Subgraph 04）では，「医師によって薬を服用せず周辺症状の対応
を介護で対応と言われた家族をみると，医療機関の選び方を考えさせられると
思った」「認知症はその人の人間性の根幹が崩れていくことで，家族は対応に
非常な不安を感じている。医療機関の連携は責任分担的な対応では相談する側
は遠慮が出てどうもしっくりいかない」「医療機関での治療については望めな
いので介護保険を使っての支援を中心に介護することが望ましいと毎回のよう
に言われる。行動制限が必要になったときは，どう対応していけばいいのか薬
の効果は期待できない」「医療機関等の情報を広報誌（県だより等）で知らせ
てほしい。いつもネット等で調べるようにとのことは高齢者の介護にはやさし
い対応ではない」など【医療機関側の対応に対する不満】に関する記述がみら
れた。最後に，第５グループ（Subgraph 05）では，「医療機関でも一定の説
明はあるが，パンフレット（対応の仕方）や認知症に関する講演会等の案内も

教えてほしい。本人の変化を詳しく聞いてほしい（年齢によるものなのか，改善する方法が少しでもあるか知りたい）」「家族が尋ねたことだけについては答えてもらっているが，それ以上は何も聞かれないし今後の話もない。もう少しくわしくいろいろなことを教えてほしい」「ケアマネジャーに相談していくべき点等を指摘（本人も介護者も安楽に生きることができるような方法・介護保険の利用法）」など【医療機関側からの患者・家族に対する情報提供】に関する記述がみられた。

4．考察

　本節では，主に認知症の診断を行う「医療機関の医師の対応に関する要望」および「医療機関の対応に関する要望」に関する自由記述について，計量テキスト分析を用いて，その特徴を整理した。その結果，「医療機関の医師の対応に関する要望」として，【医師による対応の限界と細やかな対応の希望】【専門医と主治医との連携の必要性】【医師の傾聴的姿勢に対する不満】【認知症症状の進行に対する医師の丁寧な説明】【家族の不安や介護に対するサポート】といった5つの特徴的なまとまりがあることがうかがえた。同様に，「医療機関の対応に関する要望」では，【医療機関への受診や認知症に対する情報入手に対する要望】【ケアマネジャーによる支援と解決】【患者の認知症症状の丁寧な把握と家族へのサポート】【医療機関側の対応に対する不満】【医療機関側からの患者・家族に対する情報提供】の5つの特徴的なまとまりを抽出することができた。もちろん，限られた地域，データからの分析であり，分析結果の一般化には慎重を期するが，たとえば「医療機関の医師」に対しては，認知症に対する症状や進行に対する分かりやすい説明と患者・家族に寄り添う姿勢のみならず，主治医等との連携が求められていることがうかがえた。また，「医療機関」に対しては，医療機関への受診・受療に対する情報提供のほか，認知症や介護などに関わる医療機関外の情報提供も求められていることが分かった。以上の結果を踏まえるならば，認知症の診断を行う医師や医療機関には，認知症の受診・受療に対する障壁をなくすとともに，医学的介入と併せて，「ケア」の側面も志向した患者・家族への支援が求められていると言えよう。

【引用・参考文献】

1 ）佐藤郁哉：定性データ分析入門— QDA ソフトウェア・マニュアル．東京：新曜社．2006．

2 ）佐藤郁哉：質的データ分析法—原理・方法・実践．東京：新曜社．2008．

3 ）村社卓：介護保険制度下でのケアマネジメント実践モデルに関する研究 ―『調整・仲介機能を特化させた給付管理業務』に焦点を当てた質的データ分析．社会福祉学．2011；52（1）：55-69．

4 ）村社卓：チームマネジメントの未活用要因および活用条件 ―ケアマネジメント実践におけるチームマネジメント概念の検討．社会福祉学．2012；53（2）：17-31．

5 ）倉本亜優未・杉山京・仲井達哉・桐野匡史・神部智司・広瀬美千代・竹本与志人：医療機関に求められる機能と役割 -認知症者およびその家族のニーズに関する文献的検討-．岡山県立大学保健福祉学部紀要，26，105-113，2020．

6 ）青森県健康福祉部高齢福祉保険課（2014）．青森県若年性認知症実態調査報告書．

7 ）日本イーライリリー株式会社（2014）．認知症の診断と治療に関するアンケート調査 調査報告書．

8 ）滋賀県健康福祉部医療福祉推進課（2013）．若年性認知症に関する実態調査報告書．

9 ）北海道保健福祉部高齢者支援局高齢者福祉課（2013）．若年性認知症実態調査報告書．

10）繁田雅弘，半田幸子，今井幸充（2011）．認知症診療における適切な情報提供と対応；患者と家族の安心と納得を左右する要因調査結果報告書．

11）乙幡美佐江：ソーシャルワーク研究における質的内容分析法の適用．社会福祉学評論．13：1-16，2014．

12）舟島なおみ：質的研究への挑戦．医学書院．61-64，1999．

13）樋口耕一：社会調査のための計量テキスト分析 ―内容分析の継承と発展を目指して― 第2版．ナカニシヤ出版．2020．

14）樋口耕一：計量テキスト分析およびKH Coderの利用状況と展望．社会学論評，68（3）：334-350，2017．

15）有馬明恵：内容分析の方法（第2版）．ナカニシヤ出版．2021．

16）末吉美喜：テキストマイニング入門：ExcelとKH Coderでわかるデータ分析．オーム社．2019．

> コラム ②
> **ソーシャルワークのバイオ・アセスメントとしての**
> **指定難病の類型化**[1]

　岡山県立大学では，毎年開学記念日前後にOPUフォーラム（OPU：Okayama Prefectural University）を開催し，教員等の研究展示発表会を行っている。筆者らは，2021年の開催の際に当時の指定難病（難病の患者に対する医療等に関する法律で定められている公費負担医療の対象疾患）となっていた333疾患（2020年4月時点）を対象に，障害認定基準を用いて指定難病を分類している。ここでは，認知症のなかで指定難病となっている前頭側頭葉変性症が，どのような疾患と同分類されるのかを示したい。

　本研究の目的は，ソーシャルワークのアセスメントに用いられているバイオ・サイコ・ソーシャルモデルのうち「バイオ」に着目し，指定難病の特徴について障害認定基準を用いて可視化（類型化）することと設定した。

　第一段階として，医学書等を用いて333疾患の病態を精査し，身体・知的・精神障害（3障害）の障害者手帳の障害認定基準に照らして各障害者手帳の取得の可能性を検討した。その結果，神経線維腫症はⅠ型とⅡ型があり，病態が異なることから2つに分けることにした。また，90疾患が3障害いずれの手帳も取得可能性は低いと考えられたため，これらを除した結果，244疾患を分析対象とすることにした。

　第二段階では，224疾患に対する各障害者手帳の取得の可能性について「取得可能性あり：1点」「取得可能性は極めて低い：0点」と得点化し，潜在クラス分析を用いて類型化した。潜在クラス分析（最尤法）におけるクラス数の決定のための適合度指標にはSample-size Adjusted Bayesian Information Criterion（SABIC）[2]を，指定したクラス数による標本の分類の正確性評価にはEntropy[3]を用いた。さらに，Clarkらの研究[4]を参考に，各クラスへの所属確率の推定値に基づき，再分類を行った。なお，本研究は指定難病の医学情報と3障害の障害認定基準を参考に数値化したものであり，倫理的に何ら問題はないと判断した。分析には，統計ソフトMplus version 8.1を使用した。

　分析の結果，7クラスモデル時においてSABICが最小であり，かつEntropyが0.904であったことから7クラスモデルを採用することとした。さらに各疾患を各クラスへの所属確率の推定値に基づき再分類した。

　244疾患における各潜在クラスの構成割合と条件付き応答確率は，コラム②表-1のとおりである。また，各クラスへの所属確率の推定値に基づき再分類した結果は，コラム②表-2のとおりである。さらに，再分類に基づき各クラスに所属した疾患は，

コラム②表-1　指定難病における各潜在クラスの構成割合と条件付き応答確率

	クラス構成割合	クラス1	クラス2	クラス3	クラス4	クラス5	クラス6	クラス7
		9.1%	6.1%	15.5%	19.7%	18.3%	14.5%	16.7%
視覚障害	取得可能性は極めて低い	0.000	1.000	0.986	0.819	0.885	1.000	0.723
	取得可能性あり	1.000	0.000	0.014	0.181	0.115	0.000	0.277
聴覚・平衡機能障害	取得可能性は極めて低い	0.564	1.000	1.000	1.000	1.000	0.905	0.536
	取得可能性あり	0.436	0.000	0.000	0.000	0.000	0.095	0.464
音声・言語・そしゃく障がい	取得可能性は極めて低い	1.000	1.000	0.990	0.939	0.920	1.000	0.654
	取得可能性あり	0.000	0.000	0.010	0.061	0.080	0.000	0.346
肢体不自由	取得可能性は極めて低い	1.000	1.000	0.818	0.000	0.881	1.000	0.691
	取得可能性あり	0.000	0.000	0.182	1.000	0.119	0.000	0.309
心臓機能障害	取得可能性は極めて低い	0.886	0.867	0.709	1.000	0.000	1.000	0.932
	取得可能性あり	0.114	0.133	0.291	0.000	1.000	0.000	0.068
じん臓機能障害	取得可能性は極めて低い	0.686	1.000	0.921	1.000	0.866	0.660	1.000
	取得可能性あり	0.314	0.000	0.079	0.000	0.134	0.340	0.000
呼吸器機能障害	取得可能性は極めて低い	1.000	0.933	1.000	1.000	0.888	0.575	1.000
	取得可能性あり	0.000	0.067	0.000	0.000	0.112	0.425	0.000
ぼうこう・直腸機能障害	取得可能性は極めて低い	1.000	1.000	1.000	0.959	1.000	0.865	0.969
	取得可能性あり	0.000	0.000	0.000	0.041	0.000	0.135	0.031
小腸機能障害	取得可能性は極めて低い	1.000	1.000	0.974	1.000	1.000	0.830	1.000
	取得可能性あり	0.000	0.000	0.026	0.000	0.000	0.170	0.000
免疫機能障害	取得可能性は極めて低い	1.000	0.933	1.000	1.000	1.000	1.000	1.000
	取得可能性あり	0.000	0.067	0.000	0.000	0.000	0.000	0.000
肝臓機能障害	取得可能性は極めて低い	0.910	0.000	1.000	1.000	1.000	1.000	1.000
	取得可能性あり	0.090	1.000	0.000	0.000	0.000	0.000	0.000
精神障害	取得可能性は極めて低い	1.000	0.933	0.489	0.754	1.000	1.000	0.292
	取得可能性あり	0.000	0.067	0.511	0.246	0.000	0.000	0.708
知的障害	取得可能性は極めて低い	0.923	0.933	0.000	0.928	0.925	1.000	0.542
	取得可能性あり	0.077	0.067	1.000	0.072	0.075	0.000	0.458

竹本与志人・杉山京・倉本亜優未：ソーシャルワークのバイオ・アセスメントとしての指定難病の類型化. OPUフォーラム2021. 2021. の表1

コラム②表-2　各指定難病を各クラスへの所属確率の推定値に基づいた再分類の結果

	クラス構成割合	クラス1	クラス2	クラス3	クラス4	クラス5	クラス6	クラス7
		9.4%	6.1%	18.9%	19.7%	18.0%	15.2%	12.7%
視覚障害	取得可能性は極めて低い	0.000	1.000	1.000	0.813	0.864	1.000	0.677
	取得可能性あり	1.000	0.000	0.000	0.188	0.136	0.000	0.323
聴覚・平衡機能障害	取得可能性は極めて低い	0.565	1.000	1.000	1.000	1.000	0.865	0.452
	取得可能性あり	0.435	0.000	0.000	0.000	0.000	0.135	0.548
音声・言語・そしゃく障がい	取得可能性は極めて低い	1.000	1.000	1.000	0.938	0.909	1.000	0.548
	取得可能性あり	0.000	0.000	0.000	0.063	0.091	0.000	0.452
肢体不自由	取得可能性は極めて低い	1.000	1.000	0.761	0.000	0.886	1.000	0.710
	取得可能性あり	0.000	0.000	0.239	1.000	0.114	0.000	0.290
心臓機能障害	取得可能性は極めて低い	0.913	0.867	0.717	1.000	0.000	1.000	0.936
	取得可能性あり	0.087	0.133	0.283	0.000	1.000	0.000	0.065
じん臓機能障害	取得可能性は極めて低い	0.696	1.000	0.935	1.000	0.864	0.676	1.000
	取得可能性あり	0.304	0.000	0.065	0.000	0.136	0.324	0.000
呼吸器機能障害	取得可能性は極めて低い	1.000	0.933	1.000	1.000	0.886	0.595	1.000
	取得可能性あり	0.000	0.067	0.000	0.000	0.114	0.405	0.000
ぼうこう・直腸機能障害	取得可能性は極めて低い	1.000	1.000	1.000	0.958	1.000	0.865	0.968
	取得可能性あり	0.000	0.000	0.000	0.042	0.000	0.135	0.032
小腸機能障害	取得可能性は極めて低い	1.000	1.000	0.978	1.000	1.000	0.838	1.000
	取得可能性あり	0.000	0.000	0.022	0.000	0.000	0.162	0.000
免疫機能障害	取得可能性は極めて低い	1.000	0.933	1.000	1.000	1.000	1.000	1.000
	取得可能性あり	0.000	0.067	0.000	0.000	0.000	0.000	0.000
肝臓機能障害	取得可能性は極めて低い	0.913	0.000	1.000	1.000	1.000	1.000	1.000
	取得可能性あり	0.087	1.000	0.000	0.000	0.000	0.000	0.000
精神障害	取得可能性は極めて低い	1.000	0.933	0.500	0.750	1.000	1.000	0.194
	取得可能性あり	0.000	0.067	0.500	0.250	0.000	0.000	0.807
知的障害	取得可能性は極めて低い	0.913	0.933	0.000	0.979	0.955	1.000	0.548
	取得可能性あり	0.087	0.067	1.000	0.021	0.046	0.000	0.452

クラス1：視覚障害を主障害とするクラス (23疾患)
アッシャー症候群，アルポート症候群，ウェルナー症候群，エプスタイン症候群，クリオピリン関連周期熱症候群，コケイン症候群，ジュベール症候群関連疾患，タンジール病，チャージ症候群，ネイルパテラ症候群（爪膝蓋骨症候群）／LMX1B関連腎症，ペルオキシソーム病（副腎白質ジストロフィーを除く），メビウス症候群，ヤング・シンプソン症候群，レーベル遺伝性視神経症，レシチンコレステロールアシルトランスフェラーゼ欠損症，黄斑ジストロフィー，巨細胞性動脈炎，高安動脈炎，神経線維腫症「，前眼部形成異常，無虹彩症，網膜色素変性症，膠様滴状角膜ジストロフィー

クラス2：肝臓機能障害を主障害とするクラス (15疾患)
アラジール症候群，ウィルソン病，シトリン欠損症，バッド・キアリ症候群，ポルフィリン症，肝型糖原病，原発性硬化性胆管炎，原発性胆汁性胆管炎，高チロシン血症1型，脂肪萎縮症，自己免疫性肝炎，胆道閉鎖症，乳幼児肝巨大血管腫，尿素サイクル異常症，α1-アンチトリプシン欠乏症

クラス3：知的障害を主障害とするクラス (46疾患)
1p36欠失症候群，4p欠失症候群，5p欠失症候群，アレキサンダー病，アンジェルマン症候群，ウィーバー症候群，ウィリアムズ症候群，ウエスト症候群，ギャロウェイ・モワト症候群，コステロ症候群，コフィン・シリス症候群，コフィン・ローリー症候群，スミス・マギニス症候群，ソトス症候群，ドラベ症候群，ヌーナン症候群，ファイファー症候群，ミオクロニー脱力発作を伴うてんかん，モワット・ウィルソン症候群，ライソゾーム病，ルビンシュタイン・テイビ症候群，レノックス・ガストー症候群，亜急性硬化性全脳炎，遺伝性ジストニア，巨大膀胱小結腸腸管蠕動不全症，高チロシン血症3型，自己貪食空胞性ミオパチー，神経細胞移動異常症，神経軸索スフェロイド形成を伴う遺伝性びまん性白質脳症，脆弱X症候群，先天異常症候群，先天性グリコシルホスファチジルイノシトール（GPI）欠損症，先天性ミオパチー，先天性大脳白質形成不全症，先天性無痛無汗症，先天性葉酸吸収不全，早期ミオクロニー脳症，大田原症候群，第14番染色体父親性ダイソミー症候群，難治頻回部分発作重積型急性脳症，複合カルボキシラーゼ欠損症，遊走性焦点発作を伴う乳児てんかん，痙攣重積型（二相性）急性脳症，ATR-X症候群，CFC症候群，PCDH19関連症候群

クラス4：肢体不自由を主障害とするクラス (48疾患)
アイカルディ症候群，アイザックス症候群，ウルリッヒ病，クロウ・深瀬症候群，シャルコー・マリー・トゥース病，シュワルツ・ヤンペル症候群，パーキンソン病，ハンチントン病，ビッカースタッフ脳幹脳炎，ブラウ症候群，ベーチェット病，ベスレムミオパチー，ペリー症候群，もやもや病，ラスムッセン脳炎，遺伝性周期性四肢麻痺，遠位型ミオパチー，黄色靱帯骨化症，球脊髄性筋萎縮症，強直性脊椎炎，筋萎縮性側索硬化症，筋型糖原病，後縦靱帯骨化症，広範脊柱管狭窄症，若年性特発性関節炎，重症筋無力症，神経フェリチン症，神経有棘赤血球症，進行性核上性麻痺，進行性骨化性線維異形成症，進行性白質脳症，脊髄空洞症，脊髄髄膜瘤，脊髄性筋萎縮症，先天性筋無力症候群，大脳皮質基底核変性症，特発性大腿骨頭壊死症，禿頭と変形性脊椎症を伴う常染色体劣性白質脳症，軟骨無形成症，皮質下梗塞と白質脳症を伴う常染色体優性脳動脈症，非ジストロフィー性ミオトニー症候群，封入体筋炎，片側巨脳症，片側痙攣・片麻痺・てんかん症候群，慢性炎症性脱髄性多発神経炎／多巣性運動ニューロパチー，無βリポタンパク血症，肋骨異常を伴う先天性側弯症，HTLV-1関連脊髄症

クラス5：心臓機能障害を主障害とするクラス (44疾患)
アペール症候群，エプスタイン症候群，エマヌエル症候群，カーニー複合，クリッペル・トレノネー・ウェーバー症候群，サルコイドーシス，シトステロール血症，ハッチンソン・ギルフォード症候群，ファロー四徴症，マルファン症候群，メチルグルタコン酸尿症，悪性関節リウマチ，家族性高コレステロール血症（ホモ接合体），歌舞伎症候群，完全大血管転位症，巨大静脈奇形（頸部口腔咽頭びまん性病変），筋ジストロフィー，結節性多発動脈炎，原発性抗リン脂質抗体症候群，拘束型心筋症，骨形成不全症，混合性結合組織病，左心低形成症候群，再生性多発軟骨炎，三尖弁閉鎖症，三関節炎，修正大血管転位症，心室中隔欠損を伴う肺動脈閉鎖症，心室中隔欠損を伴わない肺動脈閉鎖症，先天性三尖弁狭窄症，先天性僧帽弁狭窄症，全身性アミロイドーシス，全身性エリテマトーデス，総動脈幹遺残症，多脾症候群，単心室症，弾性線維性仮性黄色腫，特発性拡張型心筋症，肺動脈性肺高血圧症，肥大型心筋症，慢性血栓塞栓性肺高血圧症，無脾症候群，両大血管右室起始症，VATER症候群

クラス6：じん臓機能障害または呼吸器機能障害等を主障害とするクラス (37疾患)
クローン病，クロンカイト・カナダ症候群，ヒルシュスプルング病（全結腸型又は小腸型），リジン尿性蛋白不耐症，リンパ脈管筋腫症，一次性ネフローゼ症候群，一次性膜性増殖性糸球体腎炎，間質性膀胱炎（ハンナ型），急速進行性糸球体腎炎，顕微鏡的多発血管炎，抗糸球体基底膜腎炎，左無菌歯右無菌歯未始症，紫斑病性腎炎，若年発症両側性感音難聴，先天性横隔膜ヘルニア，先天性気管狭窄症／先天性声門下狭窄症，先天性腎性尿崩症，総排泄腔遺残，総排泄腔外反症，多系統萎縮症，多発血管炎性肉芽腫症，遅発性内リンパ水腫，腸管神経節細胞僅少症，特発性間質性肺炎，嚢胞性線維症，肺胞蛋白症／肺毛細血管腫症，肺蛋白症（自己免疫性又は先天性），肺胞低換気症候群，皮膚筋炎／多発性筋炎，非典型溶血性尿毒症症候群，非特異性多発性小腸潰瘍症，閉塞性細気管支炎，慢性特発性偽性腸閉塞症，鰓耳腎症候群，IgA腎症

クラス7：精神障害を主障害とするクラス (31疾患)
22q11.2欠失症候群，ウォルフラム症候群，カナバン病，グルコーストランスポーター1欠損症，スタージ・ウェーバー症候群，プラダー・ウィリ症候群，プリオン病，マリネスコ・シェーグレン症候群，ミオクロニー欠神てんかん，ミトコンドリア病，ランドウ・クレフナー症候群，レット症候群，海馬硬化を伴う内側側頭葉てんかん，環状20番染色体症候群，結節性硬化症，限局性皮質異形成，徐波睡眠期持続性棘徐波を示すてんかん性脳症，色素性乾皮症，進行性ミオクローヌスてんかん，進行性多巣性白質脳症，脆弱X症候群関連疾患，脊髄小脳変性症（多系統萎縮症を除く），先天性核上性球麻痺，前頭側頭葉変性症，多発性硬化症／視神経脊髄炎，中隔視神経形成異常症／ドモルシア症候群，特発性基底核石灰化症，那須・ハコラ病，脳表ヘモジデリン沈着症，脳腱黄色腫症，副腎白質ジストロフィー

図コラム②-1　各クラスに所属する指定難病

竹本与志人・杉山 京・倉本亜優未：ソーシャルワークのバイオ・アセスメントとしての指定難病の類型化．OPUフォーラム2021，2021．の表2

コラム②図 - 1のとおりである。再分類の結果，「視覚障害を主障害とするクラス：23疾患」（9.4％），「肝臓機能障害を主障害とするクラス：15疾患」（6.1％），「知的障害を主障害とするクラス：46疾患」（18.9％），「肢体不自由を主障害とするクラス：48疾患」（19.7％），「心臓機能障害を主障害とするクラス：44疾患」（18.0％），「じん臓機能障害または呼吸器機能障害等を主障害とするクラス：37疾患」（15.2％），「精神障害を主障害とするクラス：31疾患」（12.7％）となった。

　前頭側頭葉変性症は，精神障害を主障害とするクラスに分類された。このクラスには認知症発症との関連がある疾患も確認されたことから，経済支援（医療費の軽減）においては注視することが求められる。

【引用・参考文献】

1 ）竹本与志人・杉山 京・倉本亜優未：ソーシャルワークのバイオ・アセスメントとしての指定難病の類型化．OPUフォーラム2021，2021.

2 ）Yang CC: Evaluating Latent Class Analysis Models in Qualitative Phenotype Identification. Computational Statistics & Date Analysis, 50:1090-1104, 2006.

3 ）Ramaswamy V, DeSarbo WS, Reibstein DJ, et al.: An Empirical Pooling Approach for Estimating Marketing Mix Elasticities with PIMS data. Marketing Science, 12: 103-124, 1993.

4 ）Clark SL, Muthén BO: Relating Latent Class Analysis Results to Variables not Included in the Analysis. 2009.

　（https://www.statmodel.com/download/relatinglca.pdf, 2021.1.30）

第二部
医療機関の診療体制ならびに連携担当者の実践すべき
援助業務に関する実態調査

　第一部では，医療機関での受診・受療に対する認知症のある人と
家族の思いについて，文献的検討や質的調査を通じて明らかとなっ
た知見を述べてきた。第二部では，認知症専門医のいる医療機関の
連携担当者の援助業務に焦点を当て，地域包括支援センターの専門
職や認知症のある人と家族，そして連携担当者を対象とした調査研
究の結果について述べる。まず第一章では，地域包括支援センター
の専門職からみた医療機関の連携担当者による受診・受療援助の状
況について調査した結果[1] について述べる。

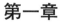

第一章

地域包括支援センターの専門職からみた医療機関の連携担当者の実践すべき援助業務に関する実態調査

第一節　調査研究の概要

1．調査対象者

全国の各都道府県のホームページに掲載されていた地域包括支援センター5,464か所（2019年7月末時点）より，層化二段階抽出法を用いて選定した1,000か所に勤務する4職種（社会福祉士，保健師等（地域経験のある看護師を含む），主任介護支援専門員，認知症地域支援推進員）計4,000人を調査対象とした。

2．調査方法

調査票は，各地域包括支援センターに4通配付し，4職種の専門職にそれぞれに回答を求めた。その際，回答者の性別，年齢は問わなかったが，各地域包括支援センターに①該当する職種の専門職がいない場合，もしくは②同職種の専門職が複数いる場合については，それぞれ以下の条件を設定した。

① 該当する職種の専門職がいない場合

該当する職種の専門職がいない場合，他職種の専門職が複数人いれば，同職種であっても複数人に回答を求めた。例えば，社会福祉士2人，保健師等0人，主任介護支援専門員1人，認知症地域活動推進員1人の合計4人が勤務する地域包括支援センターの場合は，社会福祉士2人に回答を求め，なるべく多くの回答者を得ることができるようにした。

② 同職種の専門職が複数人いる場合

同職種の専門職が複数人いる場合は，本調査の目的を踏まえ，認知症が疑わ

れる高齢者の鑑別診断において認知症専門医のいる医療機関と連携実践した経験を有する専門職を優先して回答を求めた。

　調査方法は，無記名自記式の質問紙を用いた郵送調査とした。調査の実施にあたって，地域包括支援センターのセンター長に，調査の趣旨および倫理的配慮について文書で説明を行い，調査協力への承諾（調査票配付の承諾等）を得た。承諾が得られた場合において，当該地域包括支援センターの協力を得て，当該地域包括支援センターに勤務する専門職（社会福祉士，保健師等（地域経験のある看護師を含む），主任介護支援専門員，認知症地域支援推進員）に対して，調査の趣旨（目的・内容）および倫理的配慮に関する事項が記載された調査票等を配付した。記入済の調査票は，プライバシー保護の観点から，回答者（地域包括支援センターの専門職）本人が自ら返信用封筒に厳封した後，直接調査責任者宛に郵送する方法により回収を行った。また，調査責任者は，本調査に関する質問や疑義に関して適宜応対した。調査の実施期間は，2019年8月〜同年9月の2か月間であった。

　なお，本調査は2019年7月30日に岡山県立大学倫理審査委員会の審査・承認を得て実施した（受付番号：19-39）。

3．調査内容

　主な調査内容は，以下の①から⑥のとおりである。
① 　調査対象者の基本属性（性別，年齢，地域包括支援センター内での役割（職種），所持資格，地域包括支援センターの専門職としての通算経験月数）
② 　調査対象者の勤務している地域包括支援センターの運営主体
③ 　調査対象者の勤務している地域包括支援センター周辺における認知症が疑われる高齢者に対する医療の支援体制（認知症専門医のいる医療機関までの距離（車での移動時間），認知症専門医のいる医療機関における受診待機日数，地域包括支援センターと医療機関の1か月あたりの会議開催数）
④ 　認知症に関する知識
⑤ 　過去に担当した1事例（認知症と診断された事例）における認知症専門医のいる医療機関の連携担当者による受診・受療援助の有無

⑥　認知症専門医のいる医療機関の連携担当者による受診・受療援助への期待

4．分析方法

　過去に担当した１事例（認知症と診断された事例）における認知症と診断した認知症専門医のいる医療機関の連携担当者による受診・受療援助については，クラスター分析（Ward法）を用いて類型化した。クラスター数の決定は，出力されたデンドログラムを確認して判断した。クラスター間における属性等の違いは，有意性検定ならびに効果量[2]を算出して確認した。また，認知症と診断した認知症専門医のいる医療機関の連携担当者による受診・受療援助への期待は，「とても期待する：３点」「まあ期待する：２点」「あまり期待しない：１点」「全く期待しない：０点」と得点化し，その平均点を確認した。

　クラスター間における属性等の違いを確認するための有意性検定として，Fisherの正確確率検定ならびにWelchの検定を行った。有意差が確認された場合の多重比較では，Fisherの正確確率検定後は調整済み残差を算出し，絶対値が2.0以上を特徴があるものと判断した。一方，Welchの検定後の多重比較ではGames-Howell法を用いた。これらのすべての統計的有意性は５％水準とした。

　また，効果量について，Fisherの正確確率検定では，2×2の場合（得られたクラスターが２の場合）は ϕ，2×2以外の場合（得られたクラスターが３以上の場合）はCramer' Vを算出し，効果量の目安は0.1を小，0.3を中，0.5を大とした。Welchの検定では η^2，多重比較ではrを算出し，η^2 の効果量の目安は0.01を小，0.06を中，0.14を大，rの効果量の目安は0.1を小，0.3を中，0.5を大とした。効果量の算出以外の分析には，統計ソフトIBM SPSS 27J for Windowsを使用し，効果量は有意差検定で出力された値を基に算出した。

第二節　調査結果

　選定した1,000か所の地域包括支援センターのうち，２か所が宛先不明のため返送されたため，最終的な調査対象者数は3,992人となった。回答は配付した

3,992人分の調査票のうち，924人から得られた（回収率：23.1％）。統計解析には，前述の調査項目に欠損値のない610人のデータを用いた（有効回答率：66.0％）。

1．集計対象者の属性等の回答分布

　地域包括支援センター専門職の属性等に関する回答分布は表2-1-1に示すとおりであった。性別は，女性が486人（79.7％），男性が124人（20.3％）であり，平均年齢は46.4歳（標準偏差：9.7，範囲：25－74）であった。地域包括支援センター内での役割（職種）は，主任介護支援専門員が最多の186人

表2-1-1　地域包括支援センター専門職の属性等に関する回答分布①（n=610）

項目		人数	（％）
性別	女性	486	（79.7）
	男性	124	（20.3）
年齢	平均46.4歳（標準偏差：9.7，範囲：25－74）		
地域包括支援センター内での役割（職種）	社会福祉士	179	（29.3）
	保健師・地域経験のある看護師	171	（28.0）
	主任介護支援専門員	186	（30.5）
	認知症地域支援推進員	55	（9.0）
	その他	19	（3.1）
所持資格（複数回答）	介護支援専門員	384	（63.0）
	社会福祉士	249	（40.8）
	主任介護支援専門員	233	（38.2）
	看護師	229	（37.5）
	介護福祉士	214	（35.1）
	保健師	135	（22.1）
	精神保健福祉士	60	（9.8）
	その他	65	（10.7）
	いずれの資格も有していない	1	（0.2）
地域包括支援センターの専門職としての通算経験月数	平均70.2か月（標準偏差：49.7，範囲：1－376）		

※n=61

（30.5％）であり，次いで社会福祉士が179人（29.3％），保健師・地域経験のある看護師が171人（28.0％），認知症地域支援推進員が55人（9.0％）の順であった。所持資格（複数回答）は，介護支援専門員が最多の384人（63.0％）であり，次いで社会福祉士が249人（40.8％），主任介護支援専門員が233人（38.2％），看護師が229人（37.5％），介護福祉士が214人（35.1％）の順であった。地域包括支援センターの専門職としての通算経験月数は，平均70.2か月（標準偏差：49.7，範囲：1－376）であった。

2．地域包括支援センターの運営主体

地域包括支援センターの運営主体の回答分布は，表2-1-2に示すとおりであり，委託が479人（78.5％），直営（市区町村）が131人（21.5％）であった。また，委託の場合の運営主体は，社会福祉法人（社会福祉協議会以外）が最多の259人（54.1％）であり，次いで社会福祉協議会が93人（19.4％），医療法人が86人（18.0％），社団法人が18人（3.8％），財団法人が13人（2.7％）の順であった。

3．地域包括支援センター周辺における認知症が疑われる
　　高齢者に対する医療の支援体制

（1）認知症専門医のいる医療機関までの距離（車での移動時間）

認知症専門医のいる医療機関までの距離（車での移動時間）は，表2-1-2に示すとおりであり，平均15.6分（標準偏差：14.4，範囲：0－150）であった。30分ごとに分類した結果，0～30分が572人（93.8％）と最も多く，次いで31分～60分が33人（5.4％），91分以上が3人（0.5％），61～90分が2人（0.3％）であった。

（2）認知症専門医のいる医療機関における受診待機日数

認知症専門医のいる医療機関における受診待機日数は，表2-1-2に示すとおりであり，平均16.1日（標準偏差：16.1，範囲：0－100）であった。週単位で分類した結果，1週間以下が最多の243人（39.8％）であり，次いで2週

表2-1-2　地域包括支援センターの属性等に関する回答分布②（n=610）

項目			人数	（％）
運営主体	直営（市区町村）		131	（21.5）
	委託		479	（78.5）
	「委託」の運営主体	社会福祉協議会	93	（19.4）
		社会福祉法人	259	（54.1）
		医療法人	86	（18.0）
		財団法人	13	（2.7）
		社団法人	18	（3.8）
		その他	6	（1.3）
		無回答	4	（0.8）
認知症専門医のいる医療機関までの距離（車での移動時間）	0〜30分		572	（93.8）
	31〜60分		33	（5.4）
	61〜90分		2	（0.3）
	91分〜		3	（0.5）
	平均15.6分（標準偏差：14.4，範囲：0－150			
認知症専門医のいる医療機関における受診待機日数	〜0日間		14	（2.3）
	〜1週間		243	（39.8）
	〜2週間		150	（24.6）
	〜3週間		65	（10.7）
	〜4週間		5	（0.8）
	〜5週間		84	（13.8）
	〜6週間		7	（1.1）
	7週間以上		42	（6.9）
	平均16.1日（標準偏差：16.1，範囲：0－100）			
地域包括支援センターと医療機関の1か月あたりの会議開催数	0回		240	（39.3）
	〜1回		280	（45.9）
	〜2回		49	（8.0）
	〜3回		15	（2.5）
	〜4回		8	（1.3）
	5回以上		18	（3.0）
	平均0.9回（標準偏差：1.3，範囲：0－15）			

※人数の割合（％）に関し，小数点第二位を四捨五入し算出したため100％とならない場合がある

間以下が150人（24.6％），5週間以下が84人（13.8％），3週間以下が65人（10.7％）の順であった。一方，7週間以上と回答した人が42人（6.9％）いることが確認された。

（3）地域包括支援センターと医療機関の1か月あたりの会議開催数

　地域包括支援センターと医療機関の1か月あたりの会議開催数は，表2-1-2に示すとおりであり，平均0.9回（標準偏差：1.3，範囲：0 - 15）であった。回数単位で分類した結果，1回以下が最多の280人（45.9％）であり，次いで0回が240人（39.3％），2回以下が49人（8.0％）の順であった。

4．認知症に関する知識

　認知症に関する知識は，三上ら[3]が作成した認知症に関する知識尺度を用いて評価した。この尺度は，認知症に関する「症状」や「治療」「診断方法」などの設問10項目で構成され，認知症に関する知識を総合的に評価することを目的としている。また，地域住民や居宅介護支援事業所の介護支援専門員，地域包括支援センターの専門職を対象とした調査研究において，信頼性および妥当性を備えていることが確認されている。回答は，「そう思う」「ややそう思う」「あまりそう思わない」「そう思わない」の4件法で求め，設問の内容が正しい場合には「そう思う：1点」「それ以外：0点」，設問の内容が誤っている場合には，「そう思わない：1点」「それ以外：0点」を配点した。なお，内容が正しい設問は6問，誤っている設問は4問である。

　回答分布は表2-1-3のとおりである。表中の網掛け部分は，1点を配点した選択肢の回答者数とその割合（％）を示している。正答率が最も高かった項目は，「もの忘れ以外にも，認知症の症状はたくさんある」の561人（92.0％）であり，次いで「認知症で精神科には受診できない」の464人（76.1％），「認知症の人への適切な接し方で認知症の症状を和らげることができる」の457人（74.9％）の順であった。一方，正答率が最も低かった項目は，「精神安定剤などの向精神薬を飲むことによって，認知症症状が悪化してしまうこともある」の186人（30.5％）であった。また，三上ら[3]の配点方法に従って，この尺度

表2−1−3　認知症に関する知識の回答分布 (n=610)

項目	正答	そう思わない 人数	(%)	あまり思わない 人数	(%)	ややそう思う 人数	(%)	そう思う 人数	(%)
精神安定剤などの向精神薬を飲むことによって、認知症症状が悪化してしまうこともある	○	18	(3.0)	93	(15.2)	313	(51.3)	186	(30.5)
認知症の治療は、入院治療が中心である	×	272	(44.6)	276	(45.2)	59	(9.7)	3	(0.5)
認知症の人への適切な接し方で認知症の症状を和らげることができる	○	10	(1.6)	7	(1.1)	136	(22.3)	457	(74.9)
認知症は遺伝なので治療法はない	×	422	(69.2)	170	(27.9)	16	(2.6)	2	(0.3)
精神安定剤などの向精神薬は認知症に投薬されることはない	×	299	(49.0)	281	(46.1)	24	(3.9)	6	(1.0)
もの忘れ以外にも、認知症の症状はたくさんある	○	7	(1.1)	2	(0.3)	40	(6.6)	561	(92.0)
認知症の診断には、心理検査（あるいは認知機能検査）が役立つ	○	9	(1.5)	44	(7.2)	304	(49.8)	253	(41.5)
認知症で精神科には受診できない	×	464	(76.1)	128	(21.0)	17	(2.8)	1	(0.2)
認知症か否かを症状だけで推測するのは不十分である	○	17	(2.8)	34	(5.6)	201	(33.0)	358	(58.7)
手足のふるえやこわばりなどを伴う認知症がある	○	17	(2.8)	71	(11.6)	195	(32.0)	327	(53.6)

合計点　　平均5.9点（標準偏差：2.3，範囲：0−10）

※網掛けは正答を示す。
※人数の割合（％）に関し、小数点第二位を四捨五入し算出したため100％とならない場合がある。

の合計点（10点満点）を求めたところ，平均5.9点（標準偏差：2.3，範囲：0－10）であった。

5．過去に担当した1事例（認知症と診断された事例）における認知症専門医のいる医療機関の連携担当者による受診・受療援助の有無

　過去に担当した1事例（認知症と診断された事例）における認知症専門医のいる医療機関の連携担当者による受診・受療援助の有無に関する回答分布（複数回答）は，表2-1-4のとおりであった。

　鑑別診断のために認知症専門医のいる医療機関で必要となる情報の整理について，「あり」の回答が最も多かった項目は，「認知症が疑われる主症状を情報収集するようにとあなたに助言すること」の352人（57.7％）であり，次いで「本人の現病歴（認知症様症状のはじまりやそのきっかけ）を情報収集するようにとあなたに助言すること」の332人（54.4％），「家族が困っていることを情報収集するようにとあなたに助言すること」「本人の既往歴（過去に罹ったことのある病気）を情報収集するようにとあなたに助言すること」の315人（51.6％），「本人の認知症以外の病気の治療経過（治療中の病名，服薬状況）を情報取集するようにとあなたに助言すること」の312人（51.1％）」の順であった。一方，回答が最も少なかった項目は，「本人の遺伝的要因（血族内の認知症，高血圧，脳血管障害など）を情報収集するようにとあなたに助言すること」の162人（26.6％）であった。

　認知症専門医のいる医療機関での受診方法や診療体制に関する説明等について，「あり」の回答が最も多かった項目は，「診療予約の手続きに関する説明」の496人（81.3％）であり，次いで「主介護者の同行が必要である旨の説明」の467人（76.6％），「受診の緊急度を鑑みた診療日の調整」の415人（68.0％）の順であった。一方，回答が最も少なかった項目は，「主介護者を心理面でサポートできる人の同行が必要である旨の説明」の262人（43.0％）であった。

　認知症専門医のいる医療機関での診断後における支援に関する説明等について，「あり」の回答が最も多かった項目は，「診断結果の説明」の492人（80.7％）であり，次いで「今後の治療内容に関する説明」の484人（79.3％），

表2-1-4　過去に担当した1事例における認知症専門医のいる医療機関の連携担当者による受診・受療援助の有無に関する回答分布（n=610）

		項　目	人数	（%）
鑑別診断のために認知症専門医のいる医療機関で必要となる情報の整理	q1	本人が困っていることを情報収集するようにとあなたに助言すること	310	(50.8)
	q2	家族が困っていることを情報収集するようにとあなたに助言すること	315	(51.6)
	q3	認知症が疑われる主症状を情報収集するようにとあなたに助言すること	352	(57.7)
	q4	本人の現病歴（認知症様症状のはじまりやそのきっかけ）を情報収集するようにとあなたに助言すること	332	(54.4)
	q5	本人の既往歴（過去に罹ったことのある病気）を情報収集するようにとあなたに助言すること	315	(51.6)
	q6	本人の認知症以外の病気の治療経過（治療中の病名，服薬状況）を情報収集するようにとあなたに助言すること	312	(51.1)
	q7	本人の遺伝的要因（血族内の認知症，高血圧，脳血管障害など）を情報収集するようにとあなたに助言すること	162	(26.6)
	q8	本人の生活歴を情報収集するようにとあなたに助言すること	297	(48.7)
	q9	家族構成を明らかにするようにとあなたに助言すること	271	(44.4)
	q10	本人と家族の関係性を評価するようにとあなたに助言すること	207	(33.9)
認知症専門医のいる医療機関での受診方法や診療体制に関する説明等	q11	主介護者の同行が必要である旨の説明	467	(76.6)
	q12	主介護者を心理面でサポートできる人の同行が必要である旨の説明	262	(43.0)
	q13	診療予約の手続きに関する説明	496	(81.3)
	q14	受診の緊急度を鑑みた診療日の調整	415	(68.0)
認知症専門医のいる医療機関での診断後における支援に関する説明等	q15	診断結果の説明	492	(80.7)
	q16	診察を担当した医師のインフォームド・コンセントの内容に関する説明	320	(52.5)
	q17	診断結果を聴いた本人の反応に関する説明	315	(51.6)
	q18	診断結果を聴いた家族の反応に関する説明	310	(50.8)
	q19	本人の認知症様症状の予後に関する説明	343	(56.2)
	q20	今後の治療内容に関する説明	484	(79.3)
	q21	今後の治療を行う医療機関に関する説明（どこで継続医療を受けるか）	435	(71.3)
	q22	診断結果を踏まえた本人に必要な介護サービスの提案	359	(58.9)
	q23	経済支援のために活用した社会保障制度に関する情報	111	(18.2)
	q24	今後経済支援のために必要な社会保障制度に関する提案	108	(17.7)

※複数回答

「今後の治療を行う医療機関に関する説明（どこで継続医療を受けるか）」の435人（71.3％）の順であった。一方，回答が最も少なかった項目は，「今後経済支援のために必要な社会保障制度に関する提案」の108人（17.7％）であった。

　過去に担当した１事例（認知症と診断された事例）における認知症専門医のいる医療機関の連携担当者による受診・受療援助の有無の回答状況から，地域包括支援センターの専門職を分類するためにクラスター分析を実施した結果，出力されたデンドログラムから３つのクラスターに類型化されると判断した（表2-1-5）。

　第１クラスターは，221人（36.2％）で構成される集団であり，24の受診・受療援助は，他のクラスターに比して受診・受療援助を受けていた割合が２番目に高かった。「鑑別診断のために認知症専門医のいる医療機関で必要となる情報の整理」を構成する項目のなかで，「あり」の回答が最も多かった項目は，「認知症が疑われる主症状を情報収集するようにとあなたに助言すること」の191人（86.4％）であり，次いで「本人の現病歴（認知症様症状のはじまりやそのきっかけ）を情報収集するようにとあなたに助言すること」の166人（75.1％），「家族が困っていることを情報収集するようにとあなたに助言すること」の159人（71.9％）の順であった。一方，回答が最も少なかった項目は「本人の遺伝的要因（血族内の認知症，高血圧，脳血管障害など）を情報収集するようにとあなたに助言すること」の55人（24.9％）であり，次いで「本人と家族の関係性を評価するようにとあなたに助言すること」の69人（31.2％）であった。「認知症専門医のいる医療機関での受診方法や診療体制に関する説明等」を構成する項目のなかで，「あり」の回答が最も多かった項目は，「診療予約の手続きに関する説明」の181人（81.9％）であり，次いで「主介護者の同行が必要である旨の説明」の180人（81.4％）であった。一方，回答が最も少なかった項目は「主介護者を心理面でサポートできる人の同行が必要である旨の説明」の86人（38.9％）であった。「認知症専門医のいる医療機関での診断後における支援に関する説明等」を構成する項目のなかで，「あり」の回答が最も多かった項目は，「今後の治療内容に関する説明」の180人（81.4％）であり，次いで「診断結果の説明」の177人（80.1％）であった。一方，回答が

表2−1−5　過去に担当した1事例における認知症専門医のいる医療機関の連携担当者による受診・受療援助の有無の類型比（n=610）

項　目			第1クラスター n=221(36.2%)		第2クラスター n=231(37.9%)		第3クラスター n=158(25.9%)	
			人数	（%）	人数	（%）	人数	（%）
鑑別診断のために認知症専門医のいる医療機関で必要となる情報の整理	q1	本人が困っていることを情報収集するようにとあなたに助言すること	153	(69.2)	6	(2.6)	151	(95.6)
	q2	家族が困っていることを情報収集するようにとあなたに助言すること	159	(71.9)	6	(2.6)	150	(94.9)
	q3	認知症が疑われる主症状を情報収集するようにとあなたに助言すること	191	(86.4)	7	(3.0)	154	(97.5)
	q4	本人の現病歴（認知症様症状のはじまりやそのきっかけ）を情報収集するようにとあなたに助言すること	166	(75.1)	9	(3.9)	157	(99.4)
	q5	本人の既往歴（過去に罹ったことのある病気）を情報収集するようにとあなたに助言すること	155	(70.1)	7	(3.0)	153	(96.8)
	q6	本人の認知症以外の病気の治療経過（治療中の病名，服薬状況）を情報収集するようにとあなたに助言すること	148	(67.0)	13	(5.6)	151	(95.6)
	q7	本人の遺伝的要因（血族内の認知症，高血圧，脳血管障害など）を情報収集するようにとあなたに助言すること	55	(24.9)	5	(2.2)	102	(64.6)
	q8	本人の生活歴を情報収集するようにとあなたに助言すること	135	(61.1)	7	(3.0)	155	(98.1)
	q9	家族構成を明らかにするようにとあなたに助言すること	113	(51.1)	6	(2.6)	152	(96.2)
	q10	本人と家族の関係性を評価するようにとあなたに助言すること	69	(31.2)	5	(2.2)	133	(84.2)
認知症専門医のいる医療機関での受診方法や診療体制に関する説明等	q11	主介護者の同行が必要である旨の説明	180	(81.4)	136	(58.9)	151	(95.6)
	q12	主介護者を心理面でサポートできる人の同行が必要である旨の説明	86	(38.9)	59	(25.5)	117	(74.1)
	q13	診療予約の手続きに関する説明	181	(81.9)	160	(69.3)	155	(98.1)
	q14	受診の緊急度を鑑みた診療日の調整	140	(83.3)	127	(55.0)	148	(93.7)
認知症専門医のいる医療機関での診断後における支援に関する説明等	q15	診断結果の説明	177	(80.1)	157	(68.0)	158	(100.0)
	q16	診察を担当した医師のインフォームド・コンセントの内容に関する説明	80	(36.2)	94	(40.7)	146	(92.4)
	q17	診断結果を聴いた本人の反応に関する説明	78	(35.3)	89	(38.5)	148	(93.7)
	q18	診断結果を聴いた家族の反応に関する説明	72	(32.6)	89	(38.5)	149	(94.3)
	q19	本人の認知症様症状の予後に関する説明	108	(48.9)	83	(35.9)	152	(96.2)
	q20	今後の治療内容に関する説明	180	(81.4)	147	(63.6)	157	(99.4)
	q21	今後の治療を行う医療機関に関する説明（どこで継続医療を受けるか）	155	(70.1)	126	(54.5)	154	(97.5)
	q22	診断結果を踏まえた本人に必要な介護サービスの提案	114	(51.6)	97	(42.0)	148	(93.7)
	q23	経済支援のために活用した社会保障制度に関する情報	11	(5.0)	19	(8.2)	81	(51.3)
	q24	今後経済支援のために必要な社会保障制度に関する提案	7	(3.2)	20	(8.7)	81	(51.3)

※複数回答

最も少なかった項目は「今後経済支援のために必要な社会保障制度に関する提案」の7人（3.2％）であり，次いで「経済支援のために活用した社会保障制度に関する情報」の11人（5.0％）であった。

　第2クラスターは，231人（37.9％）で構成される集団であり，3つのクラスターのなかで最も受診・受療援助を受けていなかった。「鑑別診断のために認知症専門医のいる医療機関で必要となる情報の整理」を構成する項目のなかで，「あり」の回答が最も多かった項目は，「本人の認知症以外の病気の治療経過（治療中の病名，服薬状況）を情報収集するようにとあなたに助言すること」の13人（5.6％）であり，他の項目の回答は5～9人（2.2～3.9％）であった。「認知症専門医のいる医療機関での受診方法や診療体制に関する説明等」を構成する項目のなかで，「あり」の回答が最も多かった項目は，「診療予約の手続きに関する説明」の160人（69.3％）であり，次いで「主介護者の同行が必要である旨の説明」の136人（58.9％）であった。一方，回答が最も少なかった項目は「主介護者を心理面でサポートできる人の同行が必要である旨の説明」の59人（25.5％）であった。「認知症専門医のいる医療機関での診断後における支援に関する説明等」を構成する項目のなかで，回答が最も多かった項目は，「診断結果の説明」の157人（68.0％）であり，次いで「今後の治療内容に関する説明」の147人（63.6％）であった。一方，回答が最も少なかった項目は「経済支援のために活用した社会保障制度に関する情報」の19人（8.2％）であり，次いで「今後経済支援のために必要な社会保障制度に関する提案」の20人（8.7％）であった。

　第3クラスターは，158人（25.9％）で構成される集団であり，3つのクラスターのなかで最も受診・受療援助を受けていた。「鑑別診断のために認知症専門医のいる医療機関で必要となる情報の整理」を構成する項目のなかで，「あり」の回答が最も多かった項目は，「本人の現病歴（認知症様症状のはじまりやそのきっかけ）を情報収集するようにとあなたに助言すること」の157人（99.4％）であり，次いで「本人の生活歴を情報収集するようにとあなたに助言すること」の155人（98.1％）であった。一方，回答が最も少なかった項目は「本人の遺伝的要因（血族内の認知症，高血圧，脳血管障害など）を情報収

集するようにとあなたに助言すること」の102人（64.6％）であった。「認知症
専門医のいる医療機関での受診方法や診療体制に関する説明等」を構成する項
目のなかで，「あり」の回答が最も多かった項目は，「診療予約の手続きに関す
る説明」の155人（98.1％）であり，次いで「主介護者の同行が必要である旨
の説明」の151人（95.6％）であった。一方，回答が最も少なかった項目は
「主介護者を心理面でサポートできる人の同行が必要である旨の説明」の117
人（74.1％）であった。「認知症専門医のいる医療機関での診断後における支
援に関する説明等」を構成する項目のなかで，回答が最も多かった項目は，
「診断結果の説明」の158人（100.0％）であり，次いで「今後の治療内容に関
する説明」の157人（99.4％）であった。一方，回答が最も少なかった項目は
「経済支援のために活用した社会保障制度に関する情報」と「今後経済支援の
ために必要な社会保障制度に関する提案」の81人（51.3％）であった。

　過去に担当した1事例（認知症と診断された事例）における認知症専門医の
いる医療機関の連携担当者による受診・受療援助の有無により類型化された3
つのクラスター間の属性等による違いを確認するため，有意性検定ならびに効
果量の算出を行った。有意性検定の結果，年齢，地域包括支援センターの専門
職としての通算経験月数，運営主体，認知症専門医のいる医療機関までの距離
（車での移動時間），認知症専門医のいる医療機関における受診待機日数，認知
症に関する知識においては有意差が確認されなかった。有意差が確認された項
目は，性別と地域包括支援センター内での役割（職種），看護師資格の有無，
保健師資格の有無，地域包括支援センターと医療機関の1か月あたりの会議開
催数であった（表2-1-6）。

　性別では，Fisherの正確確率検定の結果，有意差が確認され（p<0.001），
調整済み残差よりクラスターの特徴が示された。第2クラスターは女性の割合
が他のクラスターに比して高く，第3クラスターは男性の割合が高かった。し
かしながら，効果量（Cramer' V）は0.161であり，効果は小さいと考えられた。

　地域包括支援センター内での役割（職種）は，Fisherの正確確率検定の結果，
有意差が確認され（p<0.001），調整済み残差よりクラスターの特徴が示された。
第1クラスターは社会福祉士の占める割合，第2クラスターは保健師・地域経

表2-1-6　担当した1事例における認知症専門医療機関の連携担当者による受診・受療援助の有無の類型と属性との関連 (n=610)

項目		第1クラスター n=221 (36.2%)	第2クラスター n=231 (37.9%)	第3クラスター n=158 (25.9%)	p値	効果量
性別	女性	171 (77.4) -1.1	202 (87.4) 3.7	113 (71.5) -3.0	<0.001※2	0.161※4
	男性	50 (22.6) 1.1	29 (12.6) -3.7	45 (28.5) 3.0		
年齢	平均（標準偏差：範囲）	46.7(10.1:25-69)	46.1(9.1:25-6)	46.5(10.0:25-74)	0.803※3	<0.001※5
地域包括支援センター内での役割（職種）	社会福祉士	83 (37.6) 3.4	58 (25.1) -1.8	38 (24.1) -1.7		
	保健師・地域経験のある看護師	42 (19.0) -3.7	88 (38.1) 4.3	41 (25.9) -0.7		
	主任介護支援専門員	66 (29.9) -0.3	58 (25.1) -2.3	62 (39.2) 2.8	<0.001※2	0.165※4
	認知症地域支援推進員	25 (11.3) 1.5	20 (8.7) -0.2	10 (6.3) -1.4		
	その他	5 (2.3) -0.9	7 (3.0) -0.1	7 (4.4) 1.1		
所持資格※1	介護支援専門員	133 (60.2)	147 (63.6)	104 (65.8)	0.515※2	0.047※4
	社会福祉士	108 (48.9)	84 (36.4)	57 (36.1)	0.010※2	0.123※4
	主任介護支援専門員	90 (40.7)	74 (32.0)	69 (43.7)	0.042※2	0.102※4
	看護師	60 (27.1) -4.0	113 (48.9) 4.5	56 (35.4) -0.6	<0.001※2	0.195※4
	介護福祉士	90 (40.7)	61 (26.4)	62 (39.2)	0.002※2	0.142※4
	保健師	33 (14.9) -3.	72 (31.2)	30 (19.0) -1.1	<0.001※2	0.174※4
所持資格※1	精神保健福祉士	25 (11.3)	17 (7.4)	18 (11.4)	0.274※2	0.065※4
	その他	20 (9.0)	25 (10.8)	20 (12.7)	0.545※2	0.046※4
	いずれの資格も有していない	0 (0.0)	1 (0.4)	0 (0.0)	1.000※2	0.052※4
地域包括支援センターの専門職としての通算経験月数	平均（標準偏差：範囲）	66.6(47.2:1-240)	70.1(19.1:1-294)	75.3(53.8:5-376)	0.267※3	<0.001※5
運営主体	直営（市区町村）	44 (19.9)	46 (19.9)	41 (25.9)	0.293※2	0.064※4
	委託	177 (80.1)	185 (80.1)	117 (74.1)		
認知症専門医のいる医療機関までの距離（車での移動時間）	平均（標準偏差：範囲）	14.8(13.6:0-120)	17.0(15.0:0-150)	14.5(14.4:0-120)	0.167※3	<0.001※5
認知症専門医のいる医療機関における受診待機日数	平均（標準偏差：範囲）	17.0(18.9:0-100)	16.5(14.9:0-90)	14.2(13.4:0-60)	0.154※3	<0.001※5
地域包括支援センターと医療機関の1か月あたりの会議開催数	平均（標準偏差：範囲）	0.8(1.4:0-15)	0.7(1.2:0-10) p=0.014、r=0.16	1.1(1.4:0-15)	0.020※3	<0.001※5
認知症に関する知識	平均（標準偏差：範囲）	5.8(2.3:0-10)	5.8(2.2:0-10)	6.2(2.3:0-10)	0.271※3	<0.001※5

※1：複数回答
※2：Fisherの正確率検定　　※3：Welchの検定（多重比較：Games-Howell法）
※4：Cramer' V　　※5：η^2

験のある看護師の占める割合，第3クラスターは主任介護支援専門員の占める
割合が他のクラスターに比して高かった。しかしながら，効果量（Cramer' V）
は0.165であり，効果は小さいと考えられた。この結果に対応したかたちで所
持資格においても，Fisherの正確確率検定の結果，看護師と保健師において有
意差が確認され（p<0.001），第2クラスターが他のクラスターに比してそれら
の占める割合が高かった。しかしながら，効果量（Cramer' V）はそれぞれ
0.195，0.174であり，効果は小さいと考えられた。

　地域包括支援センターと医療機関の1か月あたりの会議開催数は，Welchの
検定の結果，有意差が確認された（p=0.020）が，効果量（η^2）は<0.001で
あり，効果は小さいと考えられた。また，多重比較（Games-Howell法）の結
果，第2クラスターと第3クラスターの間に有意差が確認された（p=0.014）
が，効果量（r）は0.16であり，効果は小さいと考えられた。

6．認知症専門医のいる医療機関の連携担当者による
　受診・受療援助への期待

　認知症専門医のいる医療機関の連携担当者による受診・受療援助への期待に
関する回答分布は，表2-1-7のとおりであった。3点満点で得点化した結果，
「鑑別診断のために認知症専門医のいる医療機関で必要となる情報の整理」を
構成する項目のうち，得点が最も高かった項目は「本人の認知症以外の病気の
治療経過（治療中の病名，服薬状況）を情報収集するようにとあなたに助言す
ること」（1.969点）であり，次いで「認知症が疑われる主症状を情報収集する
ようにとあなたに助言すること」（1.964点），「本人の現病歴（認知症様症状の
はじまりやそのきっかけ）を情報収集するようにとあなたに助言すること」
（1.951点）の順であった。「認知症専門医のいる医療機関での受診方法や診療
体制に関する説明等」を構成する項目のうち，得点が最も高かった項目は「受
診の緊急度を鑑みた診療日の調整」（2.743点）であり，次いで「診療予約の手
続きに関する説明」（2.544点），「主介護者の同行が必要である旨の説明」
（2.359点）の順であった。「認知症専門医のいる医療機関での診断後における
支援に関する説明等」を構成する項目のうち，得点が最も高かった項目は「今

表2－1－7 認知症専門医のいる医療機関の連携担当者による 受診・受療援助への期待に関する回答分布 （n=610）

項　目	全く期待しない 人数	（%）	あまり期待しない 人数	（%）	まぁ期待する 人数	（%）	とても期待する 人数	（%）	全体平均
鑑別診断のために認知症専門医のいる医療機関で必要となる情報の整理									
本人が困っていることを情報収集するようにとあなたに助言すること	41	(6.7)	151	(24.8)	256	(42.0)	162	(26.6)	1.884
家族が困っていることを情報収集するようにとあなたに助言すること	41	(6.7)	149	(24.4)	254	(41.6)	166	(27.2)	1.893
認知症が疑われる主症状を情報収集するようにとあなたに助言すること	42	(6.9)	127	(20.8)	252	(41.3)	189	(31.0)	1.964
本人の現病歴（認知症様症状のはじまりやそのきっかけ）を情報収集するようにとあなたに助言すること	43	(7.0)	132	(21.6)	247	(40.5)	188	(30.8)	1.951
本人の既往歴（過去に罹ったことのある病気）を情報収集するようにとあなたに助言すること	42	(6.9)	142	(23.3)	254	(41.6)	172	(28.2)	1.912
本人の認知症以外の病気の治療経過（治療中の病名,服薬状況）を情報収集するようにとあなたに助言すること	38	(6.2)	131	(21.5)	253	(41.5)	188	(30.8)	1.969
本人の遺伝的要因（血族内の認知症,高血圧,脳血管障害など）を情報収集するようにとあなたに助言すること	40	(6.6)	147	(24.1)	261	(42.8)	162	(26.6)	1.893
本人の生活歴を情報収集するようにとあなたに助言すること	40	(6.6)	147	(24.1)	239	(39.2)	184	(30.2)	1.930
家族構成を明らかにするようにとあなたに助言すること	42	(6.9)	164	(26.9)	249	(40.8)	155	(25.4)	1.848
本人と家族の関係性を評価するようにとあなたに助言すること	49	(8.0)	158	(25.9)	245	(40.2)	158	(25.9)	1.839
認知症専門医のいる医療機関での受診方法や診療体制に関する説明等									
主介護者の同行が必要である旨の説明	20	(3.3)	51	(8.4)	229	(37.5)	310	(50.8)	2.359
主介護者を心理面でサポートできる人の同行が必要である旨の説明	22	(3.6)	62	(10.2)	234	(38.4)	292	(47.9)	2.305
診療予約の手続きに関する説明	7	(1.1)	29	(4.8)	199	(32.6)	375	(61.5)	2.544
受診の緊急度を鑑みた診療日の調整	4	(0.7)	13	(2.1)	119	(19.5)	474	(77.7)	2.743
認知症専門医のいる医療機関での診断後における支援に関する説明等									
診断結果の説明	0	(0.0)	5	(24.8)	93	(15.2)	512	(83.9)	2.831
診察を担当した医師のインフォームド・コンセントの内容に関する説明	7	(1.1)	19	(24.4)	129	(21.1)	455	(74.6)	2.692
診断結果を聴いた本人の反応に関する説明	6	(1.0)	11	(20.8)	137	(22.5)	456	(74.8)	2.710
診断結果を聴いた家族の反応に関する説明	5	(0.8)	13	(21.6)	144	(23.6)	448	(73.4)	2.697
本人の認知症様症状の予後に関する説明	3	(0.5)	12	(23.3)	108	(17.7)	487	(79.8)	2.769
今後の治療内容に関する説明	1	(0.2)	9	(21.5)	80	(13.1)	520	(85.2)	2.834
今後の治療を行う医療機関に関する説明（どこで継続医療を受けるか）	3	(0.5)	5	(24.1)	110	(18.0)	492	(80.7)	2.789
診断結果を踏まえた本人に必要な介護サービスの提案	8	(1.3)	60	(24.1)	205	(33.6)	337	(55.2)	2.428
経済支援のために活用した社会保障制度に関する情報	9	(1.5)	64	(26.9)	206	(33.8)	331	(54.3)	2.408
今後経済支援のために必要な社会保障制度に関する提案	9	(1.5)	63	(25.9)	208	(34.1)	330	(54.1)	2.408

「全く期待しない：0点」「あまり期待しない：1点」「まあ期待する：2点」「とても期待する：3点」

後の治療内容に関する説明」（2.834点）であり，次いで「診断結果の説明」
（2.831点），「今後の治療を行う医療機関に関する説明（どこで継続医療を受け
るか）」（2.789点）の順であった。

　「鑑別診断のために認知症専門医のいる医療機関で必要となる情報の整理」
「認知症専門医のいる医療機関での受診方法や診療体制に関する説明等」「認知
症専門医のいる医療機関での診断後における支援に関する説明等」の３領域の
なかで，「認知症専門医のいる医療機関での診断後における支援に関する説明
等」の項目が他の２領域の項目の得点に比して高い傾向にあると考えられた。

第三節　地域包括支援センターを対象とした調査から推測された医療機関の連携担当者の実践すべき援助業務

　地域包括支援センターの専門職が過去に担当した1事例（認知症と診断され
た事例）に対して，認知症専門医のいる医療機関の連携担当者が行った受診・
受療援助を尋ねた結果から明らかになったことは，受診前においては診療予約
の手続きや主介護者の同行が必要であることの説明，受診後（診断後）におい
ては診断結果や今後の治療内容の説明，今後継続治療を受ける医療機関に関す
る説明が７割以上を占めていたことである。これらの援助は，認知症に限らず
受診（予定）患者全般において通常実施されているものと考えられた。このた
びの受診・受療援助に関する項目は，先行研究や過去に実施したインタビュー
調査等を基に，認知症が疑われる高齢者が早期に円滑受診が可能となり，そし
て地域で安心して生活が営めるために医療機関側に実施が求められる援助とし
て選定したものである。しかしながら，上記の援助以外については，実施割合
があまり高くなく，認知症施策の推進に求められる医療介護連携において，医
療機関側の援助に課題があることが推測された。また，本調査では医療機関の
診療体制に関する項目を組み入れることができなかった。そのため，今後は地
域包括支援センターの専門職が連携しやすい医療機関の診療体制についても検
討する必要がある。

　クラスター分析の結果から，地域包括支援センターの専門職の職種の違いに

より，連携担当者から受けた援助の内容が異なっている傾向がうかがえた。効果量が小さかったため，顕著な違いがあったとまでは言えないものの，連携担当者側が地域包括支援センターの専門職の職種を考慮して援助内容を選択している可能性は否めない。たとえば，予診・問診に役立つ情報で構成されている「鑑別診断のために認知症専門医のいる医療機関で必要となる情報の整理」10項目は，看護師や保健師資格を持つ専門職の割合が高かった第2クラスターは数％にとどまっており，専門職側が看護職であることが受診・受療援助の実践の抑制要因であったとも考えられる。また，反対に地域包括支援センターの専門職側が，自らの専門性の範疇で判断・実践できることは援助として求めない傾向があることも否めない。これらについては，今後明らかにするべき課題であるといえる。

　本調査では，特に経済支援に関して，援助に対する期待が高いにもかかわらず，あまり実施されていなかったことも明らかとなった。社会保障制度の活用に長けている精神保健福祉士等のソーシャルワーカーである連携担当者が，積極的に情報提供や活用できる（いずれ活用できるかもしれない）社会保障制度を提案することは，必要な医療・介護サービスの利用を制限し，介護破綻等の事態を回避するうえでも重要と考えられる。医療・介護サービスの利用制限の背景には経済問題があることを鑑みれば[4]，経済支援は医療機関の援助段階から開始するべきであるといえる。

【引用・参考文献】

1）竹本与志人（研究代表者）：認知症専門医療機関の診療体制ならびに連携担当者の実践すべき援助業務に関する探索的研究 ―地域包括支援センター専門職の視点からの探索― 調査研究報告書．2020．

2）水本 篤・竹内 理：研究論文における効果量の報告のために ―基礎的概念と注意点―．英語教育研究．31：57-66，2008．

3）三上舞・中尾竜二・堀川涼子・ほか：地域住民を対象とした認知症に関する知識尺度の検討．社会医学研究．34（2）：35-44，2017．

4）竹本与志人：認知症のある人への経済支援 ―介護支援専門員への期待．法律文化社，2022．

第二章

認知症疾患医療センターの連携担当者を対象とした鑑別診断前後の受診・受療援助の状況

　本章では，認知症疾患医療センターの連携担当者を対象にインタビュー調査を行い，鑑別診断前後の受診・受療援助の内容を可視化した結果について述べる。

第一節　調査方法

　調査対象者は，1府2県の地域型認知症疾患医療センター6施設に勤務する連携担当者8名である。インタビューでは，鑑別診断前の対応，医師との連携，鑑別診断後の対応について尋ねた。具体的には事前にインタビューガイドを送付し，インタビュー当日までの検討を依頼した。

　インタビューガイドには，「認知症疾患医療センターでの相談対応の内容などについて教えてください」と教示し，受診（診断）前の対応については「認知症が疑われる人やその家族からどのような情報を収集されていますか」「認知症が疑われる人やその家族に対して，受診までに準備すべきことなど助言されていることがあれば教えてください」「認知症が疑われる人やその家族に認知症疾患医療センターの役割についてどのように説明されているかを教えてください」「受診予約から受診までの期間が長い場合は，どのような対応をされていますか」，医師との連携については「受診前に相談があった場合，医師にどのような情報を提供されていますか」「受診後に医師とどのような情報交換あるいは連携を行っていますか」，受診（診断）後の対応については「受診後に認知症と診断された人や家族のフォローアップを行っている場合，どのような対応をされていますか」「受診後も継続医療が必要な場合，どのような助言等をされていますか」「鑑別診断の結果，介護面で支援が必要と判断された場

合，どのような対応をされていますか」と記した。

　調査方法は，当初個別インタビュー（半構造化面接）を予定していたが，調査時期に新型コロナウイルス感染症が拡大していたため，対象者の所属する機関の所在地等を考慮し，リモートまたはメールによる回答も可能とした。対面によるインタビューでは，調査対象者が指定した場所において実施した。なお，対面ならびにリモートでのインタビューに要した時間は1回当たり60〜90分程度であり，インタビューの内容はICレコーダーに録音し，逐語録を作成した。また，メールでのインタビューでは回答内容が不明な場合等は再度尋ねるなど，複数回連絡を行った。

　調査に先立ち，口頭ならびに書面にて調査の趣旨や匿名性の保持，承諾後も同意撤回が可能等の説明を行い，同意書を交わした。なお，本調査は2019年11月21日に日本福祉大学倫理委員会（受付番号19-27）ならびに2020年3月18日に岡山県立大学倫理委員会（受付番号19-95）の審査・承認を得て，2020年2月から同年10月の間に実施した。

第二節　分析方法

　研究方法は定性（質）的研究法，分析方法には定性（質）的コーディング[1][2]を用い，分析においては「データ，コード，カテゴリーの一覧表」[3][4]を作成することにより分析プロセスを明示した。

　本研究における定性的コーディングの手続きは，受診・受療援助の構造を明らかにすることを目的に2段階に分けて実施した。第一に，インタビューによって得られたデータ（インタビューの逐語記録または回答された文章）から，意味内容ごとに「コード」を割り出した。第二に，結果の一般化を図るため，認知症疾患医療センターの専従相談員等を対象とした調査[5]や先進事例[6]，認知症疾患診療ガイドライン[7]，認知症診療に係る専門書[8]を参考にしながら「コード」から「カテゴリー」，さらに「コア・カテゴリー」を生成した。なお，コードやカテゴリー，コア・カテゴリーの生成にあたっては，調査対象者の発言の意図を繰り返し確認しながら整理を行った。

第三節　結果と考察

　調査対象者が看護職（保健師または看護師）の場合と福祉職（精神保健福祉士や社会福祉士等）では援助の内容に若干特徴が見られたが，両職種のインタビューを実施した２施設では，看護職と福祉職が協力し合いながら援助を展開していたため，分析結果にはほとんど影響がないものと判断した。

　８名の調査対象者の属性は，表2-2-1のとおりである。連携担当者の性別は男性１名，女性７名であり，年齢は30歳代から50歳代であった。所持資格は精神保健福祉士が５名と最も多かった。また，認知症疾患医療センターの担当歴は10か月から３年11か月となっていた。

表2-2-1　インタビュー対象者の属性

性別	年代	所持資格	認知症疾患 医療センターの担当歴
女性	30歳代	精神保健福祉士	10か月
男性	40歳代	介護福祉士・介護支援専門員	１年６か月
女性	50歳代	保健師	２年８か月
女性	40歳代	社会福祉士・精神保健福祉士・介護支援専門員	２年11か月
女性	30歳代	精神保健福祉士	10か月
女性	50歳代	看護師	10か月
女性	30歳代	社会福祉士・精神保健福祉士	２年11か月
女性	20歳代	精神保健福祉士	３年11か月

１．認知症疾患医療センターの連携担当者が行う鑑別診断前の対応

　分析の結果（コア・カテゴリーには【　】，カテゴリーには《　》，コードには［　］を表記），認知症の鑑別診断前の連携担当者の受診・受療援助は【鑑別診断に有用な情報の収集】【本人のインフォーマル・フォーマルサポートに関係する情報収集】【受診までの間の準備に関する助言】【受診までの待機期間が長期になる場合の対応】の４つに分類することができると考えられた（表2-2-2）。

表2-2-2　認知症疾患医療センターの連携担当者を対象とした鑑別診断前の対応に関する コア・カテゴリー，カテゴリー，コード，データの一覧

データの一部	コード	カテゴリー	コア・カテゴリー
既往歴を尋ねている．	既往歴に関する情報収集	治療状況に関する 情報収集	
現在の治療中の病気や服薬状況について尋ねている．	現病歴に関する情報収集		
認知症の診断の有無を尋ねている．	認知症の診断の有無の確認		
通院先の有無，かかりつけ医の有無を尋ねている．	かかりつけ医に関する情報収集		
かかりつけ医との関係性，紹介状の有無について尋ねている．			
認知症を疑うエピソードやその時期を尋ねている．	認知症を疑った経緯に関する情報収集	認知症様症状に関する 情報収集	鑑別診断に 有用な 情報の収集
認知症状なのか人柄の問題なのか判断がしにくい場合，生活歴を尋ねている．	認知症が疑われる症状に 関する情報収集		
認知機能全般（記憶，見当識，遂行機能等の中核症状，BPSDの状況）について尋ねている．			
睡眠状況を尋ねている．	日常生活の変化に関する 情報収集		
服薬・金銭管理能力，買い物，調理，整理整頓，身だしなみなど，これまでと変化はないか，生活上の支障は生じていないか（俳徊，道迷いなど）を尋ねている．			
家の中の状態（部屋の散らかり方や冷蔵庫の中）を尋ねている．			
車の運転をしている方の場合，運転の状況，事故や違反の有無を尋ねている．			
就労中の方であれば，仕事ぶりや職場からの指摘などがないかを尋ねている．			
必要に応じて，食事・睡眠・ADLの状況，手足の麻痺や動かしにくさなどないかを尋ねている．	身体機能に関する情報収集		
家族に認知症の人がいるかどうかを尋ねている．	遺伝要因に関する情報収集	認知症発症の影響 要因に関する情報の収集	
飲酒の有無やその状況を尋ねている．	飲酒に関する情報収集		
喫煙の状況を尋ねている．	喫煙に関する情報収集		
受診に対し，誰が何を希望しているかを尋ねている．	受診に対する期待に関する情報収集	受診目的の確認	
自覚症状について尋ねている。	本人の自覚症状の確認	本人の病識の確認	
本人の受診の意向について尋ねている．	受診に対する本人の認識に 関する確認		
本人が受診に同意されているかどうかを確認している．			
家族構成を尋ねている．	家族構成に関する情報収集	家族に関する情報収集	本人の インフォーマル・ フォーマル サポートに 関係する 情報収集
同居家族の有無を尋ねている．	家族関係に関する情報収集		
既往歴を尋ねている．	キーパーソンに関する情報収集		
現在の治療中の病気や服薬状況について尋ねている．			
要介護認定の有無を確認している．	介護保険制度の利用状況に 関する情報収集	福祉サービスの 利用状況に関する 情報収集	
介護保険サービスの利用状況を尋ねている．			
障害福祉サービスの利用の有無を尋ねている．	障害福祉サービスの利用状況に関する情報収集		
日常生活の様子の観察方法を伝えている．	本人の行動の観察方法に関する助言	本人の観察とケアに 関する助言	
認知症様症状に対する対応方法を伝えている．	本人へのケアに関する方法の助言		
診察に必要な情報の収集やその整理をお願いしている．	診療情報の収集と整理に 関する助言	受診に向けた 情報の整理に関する助言	受診までの間の 準備に関する 助言
複数の医療機関を受診し，処方を受けている場合などは，情報の把握と整理をお願いしている．			
診察当日は予診表・紹介状・お薬手帳の持参をお願いしている．	予診に必要な情報の準備に 関する助言		
家族に予診票の作成を事前にお願いしている．			
かかりつけ医への相談，紹介状の依頼をしている．	かかりつけ医への相談に関する助言	かかりつけ医に関する 助言	
かかりつけ医がない場合は事前にかかりつけ医を決めてもらい，紹介をしてもらうようにしている．	かかりつけ医の確保に 関する助言		
認知症診断ができる他の医療機関に関する情報提供を行う．	早期の受診が可能な 医療機関の紹介	早期受診に向けた調整	受診までの 待機期間が 長期になる 場合の対応
他の認知症疾患医療センターを紹介している．			
BPSDに対応してもらえる医療機関との並行受診の提案をする．	他の医療機関と並行した受診予約の提案		
認知症初期集中支援チームへの介入依頼を行う．	認知症初期集中支援チームによる提案		
緊急性が高く入院希望やその検討を要する場合は入院相談に切り替えて対応している．	入院医療の検討		
BPSDの増悪などにより早期対応が必要な場合は早急に対応している．	受診の優先順位の変更		
緊急性が高い場合は受診の時期を調整している．			
介護負担が大きい時などは担当の介護支援専門員や地域包括支援センターに連絡をしている．	介護負担軽減のための調整	早期の介護保険サービス 利用に向けた調整	
介護支援介入が急ぐ場合は，担当ケアマネへや地域包括への相談を促し，介護認定申請（または区変）を先にするよう助言をしている．	要介護認定のための調整		

※データは，インタビューの逐語記録の一部あるいはその要約である．
※データは，氏名や性別，居住地域，機関・事業所名など個人が限定されるような発言内容や方言等を伏せることで調査協力者が限定できないようにしている．

　【鑑別診断に有用な情報の収集】とは，医師が行う鑑別診断に役立つ情報の収集である。その情報収集は［既往歴に関する情報収集］や［現病歴に関する情報収集］［認知症の診断の有無の確認］［かかりつけ医に関する情報収集］といった《治療状況に関する情報収集》，そして［認知症を疑った経緯に関する情報収集］や［認知症が疑われる症状に関する情報収集］［日常生活の変化に関する情報収集］［身体機能に関する情報収集］といった《認知症様症状に関する情報収集》［遺伝要因に関する情報収集］や［飲酒に関する情報収集］［喫煙に関する情報収集］といった《認知症発症の影響要因に関する情報の収集》，さらに［受診に対する期待に関する情報収集］といった《受診目的の確認》［本人の自覚症状の確認］や［受診に対する本人の認識に関する確認］といった《本人の病識の確認》の５つのカテゴリーで構成されていた。認知症の診断における問診の聴取項目は，主訴，現病歴，既往歴，家族歴，生活歴，現在の生活状況の６項目に分類されている[9]。これらに照らしたところ，生成されたカテゴリーのなかで《受診目的の確認》と《本人の病識の確認》は主訴，《治療状況に関する情報収集》は現病歴と既往歴，《認知症発症の影響要因に関する情報の収集》は家族歴と生活歴に該当するものと判断した。認知症疾患医療センターが実施する専門医療相談においては，受診予約や医療機関の紹介など[10]の受診・受療援助が求められていることから，そのために必要な情報として連携担当者が予診を行っていると考えられた。

　【本人のインフォーマル・フォーマルサポートに関係する情報収集】とは，認知症が疑われる人と関係を持っている人や機関などに関する情報収集である。その情報収集は［家族構成に関する情報収集］や［家族関係に関する情報収集］［キーパーソンに関する情報収集］といった《家族に関する情報収集》，そして［介護保険制度の利用状況に関する情報収集］や［障害福祉サービスの利用状況に関する情報収集］といった《福祉サービスの利用状況に関する情報収集》の２つのカテゴリーで構成されていた。これらは前述した認知症の診断における問診の聴取項目[9]のうち，現在の生活状況に該当するものと判断した。現在の生活状況を把握することにより，治療戦略を立てることが可能となる上，鑑別診断後に認知症が疑われる人やその家族への支援方法を検討する材

料にもなる項目である[9]。この結果より連携担当者は，鑑別診断後の支援も想定しながら情報収集を行っていると考えられた。

　二番目のコア・カテゴリーである【受診までの間の準備に関する助言】とは，鑑別診断のための受診までに主に認知症が疑われる人の家族に依頼する情報整理・情報収集に関する助言である。その助言の内容は，［本人の行動の観察方法に関する助言］や［本人へのケアに関する方法の助言］といった《本人の観察とケアに関する助言》［診療情報の収集と整理に関する助言］や［予診に必要な情報の準備に関する助言］といった《受診に向けた情報の整理に関する助言》［かかりつけ医への相談に関する助言］や［かかりつけ医の確保に関する助言］といった《かかりつけ医に関する助言》の３つのカテゴリーで構成されていた。《本人の観察とケアに関する助言》により，本人の受診に対する拒否感情を低減されるとともにBPSDの出現も抑えることが可能となる。また，《受診に向けた情報の整理に関する助言》により，本人に関する多くの医療情報を成立することが可能となるため，的確な鑑別診断やその後の支援を検討する上でも重要な助言であるといえる。そして，《かかりつけ医に関する助言》は，地域型認知症疾患医療センターがかかりつけ医になることが困難な現状により，鑑別診断後の医療の継続を見据え，受診前に準備・検討しておくことを勧めているものと考えられた。医療ソーシャルワーカー業務指針[11]では受診・受療援助の一行為として，生活と傷病の状況に適切に対応した医療の受け方や病院・診療所の機能等の情報提供等を行うことが示されている。これらの対応は受診・受療援助の一環でもあると判断した。

　三番目のコア・カテゴリーである【受診までの待機期間が長期になる場合の対応】とは，待機期間が長期になることにより起こる様々な事態への対応をいう。その対応の内容は，［早期の受診が可能な医療機関の紹介］や［他の医療機関と並行した受診予約の提案］［認知症初期集中支援チームによる診療の提案］［入院医療の検討］［受診の優先順位の変更］といった《早期受診に向けた調整》，そして［介護負担軽減のための調整］や［要介護認定のための調整］といった《早期の介護保険サービス利用に向けた調整》の２つのカテゴリーで構成されていた。《早期受診に向けた調整》とは，認知症が疑われる人の症状

から緊急度が高く，鑑別診断まで待機すると病状悪化や家族の介護破綻などに
つながりかねないと予測したことによる対応である。また，《早期の介護保険
サービス利用に向けた調整》は，鑑別診断後に情報提供や紹介，調整を行う介
護保険サービスについて，家族の介護負担の状況から早期に利用を勧めると
いった連携担当者の危機回避のための予防的な支援である。《早期受診に向け
た調整》と《早期の介護保険サービス利用に向けた調整》は，いずれも危機を
予測した対応であり，状況によるもののおおむね同時進行で行われるものと考
えられた。

　連携担当者が行う鑑別診断前の対応は，認知症疾患医療センター運営事業実
施要綱[12]に示されている専門医療相談に該当すると考えられた。しかしなが
ら，その内容に関する記述はなく，認知症疾患医療センターを対象とした調査
研究においても見当たらなかった。今後は本調査結果をふまえ，認知症疾患医
療センターをはじめとする医療機関において認知症の鑑別診断前の専門医療相
談の内容とその実施の程度について確認することが課題である。

2．認知症疾患医療センターの連携担当者が行う医師との連携

　分析の結果，認知症疾患医療センターの連携担当者が行う医師との連携は
【受診前の連携】と【受診後の連携】の2つに分類することができると考えら
れた（表2-2-3）。

　【受診前の連携】とは，連携担当者が受理した相談内容を受診前に医師に伝
える行為である。その行為は［相談内容の情報共有］や［症状に関連する要因
の情報提供］といった《電子カルテによる情報共有》，そして［困難事例に関
する相談］や［受診拒否がある場合の情報提供］［受診時期に関する交渉］と
いった《口頭での情報共有と相談》の2つのカテゴリーで構成されていた。医
療ソーシャルワーカー業務指針[11]で示されている受診・受療援助の行為には，
「診断，治療を拒否するなど医師等の医療上の指導を受け入れない場合に，そ
の理由となっている心理的・社会的問題について情報を収集し，問題の解決を
援助すること」や「心理的・社会的原因で症状の出る患者について情報を収集
し，医師等へ提供するとともに，人間関係の調整，社会資源の活用等による問

表2-2-3　認知症疾患医療センターの連携担当者を対象とした鑑別診断のための医師との連携に関するコア・カテゴリー, カテゴリー, コード, データの一覧

データの一部	コード	カテゴリー	コア・カテゴリー
受診相談の内容は電子カルテで情報共有している.	相談内容の情報共有	治療状況に関する情報収集	鑑別診断に有用な情報の収集
抗精神病薬の多剤内服や家族関係に関しては電子カルテで情報提供している.	症状に関連する要因の情報提供		
困難事例の場合は口頭で医師に相談している.	困難事例に関する相談	口頭での情報共有と相談	
すべてカルテに残しているが, 受診拒否がある場合などは口頭で医師に伝えている.	受診拒否がある場合の情報提供		
家族の状況を鑑みて受診時期を早められないかを相談している.	受診時期に関する交渉		
受診時の本人と家族の様子を確認している.	受診時の様子の確認	医師への確認と相談	受診後の連携
確定診断名の確認をしている.	診断名の確認		
今後の通院先の確認をしている.	今後の医療の確認		
必要な介護サービスなどについて確認している.	介護ニーズの確認		
入院調整や地域連携が必要と判断した場合は医師に相談している.	フォローアップの相談		
受診結果のフィードバックがある.	診断名に関する情報提供	医師からの情報提供・収集と援助依頼	
医師の診断と治療・ケアの方針に関する情報が提供される.	今後の方針等に関する情報提供		
入院調整や地域連携が必要な場合は依頼がある.	フォローアップの依頼		
本人と家族各々が診断結果などをどのように理解し受け止められているかについて情報を得ている.	受診時の様子に関する情報収集		
医師とそれ以外の職種も集まって定期的にケースの情報共有を図っている.	定期的な症例検討	多職種での情報交換と症例検討	
家族の支援力や協力度などから家族支援の必要性について検討している.	家族支援の必要性に関する検討		
現在の介護サービス利用状況などの支援状況について情報交換を行っている.	支援状況に関する情報交換		

※データは, インタビューの逐語記録の一部あるいはその要約である.
※データは, 氏名や性別, 居住地域, 機関・事業所名など個人が限定されるような発言内容や方言等を伏せることで調査協力者が限定できないようにしている.

題の解決を援助すること」「その他診療に参考となる情報を収集し, 医師, 看護師等へ提供すること」が含まれている。本調査で得られた《電子カルテによる情報共有》や《口頭での情報共有と相談》は, それらを具現化する行為と考えられた。

【受診後の連携】とは, 連携担当者が医師や他の専門職種と協働しながら今後の支援の方向性を検討する行為である。その行為は［受診時の様子の確認］や［診断名の確認］［今後の医療の確認］［介護ニーズの確認］［フォローアップの相談］といった《医師への確認と相談》［診断名に関する情報提供］や［今後の方針等に関する情報提供］［フォローアップの依頼］［受診時の様子に関する情報収集］といった《医師からの情報提供・収集と援助依頼》, そして［定期的な症例検討］や［家族支援の必要性に関する検討］［支援状況に関する情報交換］といった《多職種での情報交換と症例検討》の3つのカテゴリーで構成されていた。医療ソーシャルワーカー業務指針[11]の業務の方法等におい

て，医師の医学的判断を踏まえながら，他の保健医療関連の専門職と常に連携を密にすることが重要であることが示されている。具体的には，他の保健医療スタッフからの依頼や情報によってケースについて把握すること，他の専門職から必要な情報提供を受けると同時に，診療や看護，保健指導等に参考となる経済的，心理的・社会的側面の情報を提供する等相互に情報や意見の交換をすることなどである。本調査で得られた《医師への確認と相談》や《医師からの情報提供・収集と援助依頼》《多職種での情報交換と症例検討》は，それらを忠実に実行している行為と考えられた。

3．認知症疾患医療センターの連携担当者が行う鑑別診断後の支援

　分析の結果，認知症の鑑別診断後に連携担当者が行う支援は，【疾病受容に向けた支援】【療養生活を支える制度の活用に向けた支援】【地域資源の活用と連携・協働】【アフターケアの体制整備】の４つに分類することができると考えられた（表2-2-4）。

　【疾病受容に向けた支援】とは，認知症と診断された人や家族が認知症とともに歩んでいくために最も重要かつ優先されるべき支援である。その支援は［診断結果の受け止め方の確認］や［今後の治療に対する受け止め方の確認］といった《診断・治療に対する受け止め方の確認》，そして［認知症に対する受容援助］や［医師の説明の通訳］といった《認知症の理解に向けた助言》［抗認知症薬について説明］や［非薬物療法の説明］［かかりつけ医との関係構築のための助言］といった《治療継続に向けた助言》の３つのカテゴリーで構成されていた。医療ソーシャルワーカー業務指針[11]では療養中の心理的・社会的問題の解決，調整援助の一行為として，傷病の受容が困難な場合にはその問題の解決を援助することが示されている。これらの対応は療養中の心理的・社会的問題の解決，調整援助として行われていると判断した。

　【療養生活を支える制度の活用に向けた支援】とは，認知症とともに療養生活を送っていくうえで必要な諸制度の活用に向けた支援である。その支援は，［今後の療養生活に対する見通しの確認］や［生活上の不安等の確認］といった《生活課題の評価》［介護保険制度に関する情報提供］や［介護保険制度利

表2-2-4　認知症疾患医療センターの連携担当者を対象とした鑑別診断後の支援に関する
コア・カテゴリー，カテゴリー，コード，データの一覧

データの一部	コード	カテゴリー	コア・カテゴリー
本人・家族と面談し，診断の結果をどのように受け止め理解されているのかを直接確認している．	診断結果の受け止め方の確認	診断・治療に対する受け止め方の確認	疾病受容に向けた支援
医師の今後の治療の提案をどのように受け止めておられるかを確認している．	今後の治療に対する受け止め方の確認		
本人が認知症の受容が困難な場合があり，病状について説明し，なるべく進行しないために必要なことを伝えている．	認知症に対する受容援助	認知症の理解に向けた助言	
医師の説明に対する理解が困難な家族もあり，理解しやすいよう説明をしている．	医師の説明の通訳		
ご家族は薬を飲めば認知症が治ると思われている方が多いため，抗認知症薬について説明する．	抗認知症薬について説明	治療継続に向けた助言	
非薬物療法の重要性・家族の対応方法で気をつけて頂きたいこと等を伝える．	非薬物療法の説明		
かかりつけ医とのかかわり方などを助言している．	かかりつけ医との関係構築のための助言		
今後の介護サービス利用に対して，どのような考えを持っているかを確認している．	今後の療養生活に対する見通しの確認	生活課題の評価	療養生活を支える制度の活用に向けた支援
普段の生活の中で，困りごとや不安がないか聴取している．	生活上の不安等の確認		
介護保険の申請，利用方法などを情報提供している．	介護保険制度に関する情報提供	介護に関する制度の利用援助	
必要に応じて，介護保険の申請や介護サービスの導入支援をしている．			
介護保険未申請の方には地域包括を案内し介護保険について説明している．			
単身の方等，手続きが困難と思われる場合は，地域包括支援センターなどに連絡し，介入をお願いしている．	介護保険制度利用に向けた援助依頼		
精神障害者保健福祉手帳の活用によるガイドヘルプ利用案内を行っている．	障害福祉制度に関する情報提供		
医療費助成などの情報提供を適時行う．	医療費の軽減に向けた援助	経済面への援助	
自立支援医療の申請案内を行っている．			
特定疾患の医療費助成の申請案内を行っている．			
障害年金の申請支援を行っている．	所得保障に関する援助		
特別障害者手当の申請案内を行っている．			
傷病手当金の申請案内を行っている．			
認知症者に対する事故救済制度（賠償責任保険）の加入の案内をしている．	賠償責任保険の加入提案	安心した療養生活のための提案	
運転免許の免許返納をお願いしている．	運転免許証の返還に関する提案		
財産管理などで困っている場合は成年後見制度などを案内している．	財産管理に関する制度の提案		
若年者の場合は，ハローワークの就労支援もしくは，障害福祉や福祉就労への支援などを情報提供，支援依頼を行っている．	若年性認知症者の就労支援制度に関する利用援助	若年性認知症者に対する就労援助	
就労継続B3日中活動の場の利用支援を行っている．			
若年の方は就労支援の案内を行っている．			
若年性のコーディネーターと連携をとっている．	若年性認知症者の就労に向けた他機関連携		
ジョブコーチ（若年性認知症で就労中の方への支援）の活用，連携を行っている．			
地域の認知症カフェなどを紹介している．	認知症カフェなどの集いの紹介	インフォーマルサービスの紹介	地域資源の活用と連携・協働
家族会の紹介をしている．	家族会の紹介		
家族が高齢などにより手続きが困難な場合は，地域包括支援センターや担当ケアマネジャーへ介入依頼をしている．	地域包括支援センターや居宅介護支援事業所との連携	地域の専門機関との連携・協働	
必要に応じて，地域包括支援センターへの介入依頼などを行っている．			
希望があれば介護事業所の紹介，情報提供するなどの支援を行っている．			
地域包括支援センターへ連絡し，ケアマネジャーの選定やサービス導入までの支援を依頼している．			
必要であれば担当ケアマネジャーと連携している．			
介護サービス導入後でも明らかにサービスが足りていないと判断される場合は担当ケアマネジャーへ連絡している．	居宅介護支援事業所への情報提供		
域包括支援センターや担当ケアマネジャーへ連絡調整し，地域でのケアのチームづくりを行っている．	地域包括支援センターや居宅介護支援事業所との協働支援		
適時，診断後も相談できる体制をとっている．	継続的な相談体制	継続的な相談体制	アフターケアの体制整備
継続通院される方への日常生活上の継続的な支援などを行っている．	継続した支援の実施		
認知症本人や家族に面談を行ったり，後日診察日以外に電話をすることがある．	モニタリングの実施	病状変化の確認と対応	
医師が必要と判断した時は診察に来てもらい，センター員，家族，ケアマネジャー等で方向性を決める．	病状変化に対する動的対応		

※データは，インタビューの逐語記録の一部あるいはその要約である．
※データは，氏名や性別，居住地域，機関・事業所名など個人が限定されるような発言内容や方言等を伏せることで調査協力者が限定できないようにしている．

用に向けた援助依頼］［障害福祉制度に関する情報提供］といった《介護に関する制度の利用援助》［医療費の軽減に向けた援助］や［所得保障に関する援助］といった《経済面への援助》［賠償責任保険の加入提案］や［運転免許証の返還に関する提案］［財産管理に関する制度の提案］といった《安心した療養生活のための提案》，そして［若年性認知症者の就労支援制度に関する利用援助］［若年性認知症者の就労に向けた他機関連携］といった《若年性認知症者に対する就労援助》の５つのカテゴリーで構成されていた。また，【地域資源の活用と連携・協働】は［認知症カフェなどの集いの紹介］や［家族会の紹介］といった《インフォーマルサービスの紹介》と［地域包括支援センターや居宅介護支援事業所との連携］や［居宅介護支援事業所への情報提供］［地域包括支援センターや居宅介護支援事業所との協働支援］といった《地域の専門機関との連携・協働》といった２つのカテゴリーで構成されていた。さらに，【アフターケアの体制整備】は［継続的な相談体制］や［継続した支援の実施］といった《継続的な相談体制》［モニタリングの実施］や［病状変化に対する動的対応］といった《病状変化の確認と対応》の２つのカテゴリーで構成されていた。

　認知症疾患医療センター運営事業実施要綱[12] は，2021 年の改正前は事業内容のひとつに日常生活支援機能が示されており，その内容は必要に応じて「診断後の認知症の人や家族に対する相談支援」や「当事者等によるピア活動や交流会の開催」を実施することであった。改正後は日常生活支援機能が診断後等支援機能に変更され，地域の実情や必要に応じて「診断後等の認知症の人や家族に対する相談支援」か「当事者等によるピア活動や交流会の開催」のいずれか，または両方を実施することとなっている。前者の相談支援は，かかりつけ医等の医療機関や地域包括支援センター等の地域の関係機関と連携し，診断後や症状増悪時に認知症の人や家族の今後の生活や認知症に対する不安の軽減が図られるよう，必要な相談支援を実施することとされている。本調査は改正前に実施したものの，連携担当者は改正後の内容をも包含した綿密な対応を行っていたと考えられる。

注）本章は，以下の学会発表の内容を基礎に，加筆および修正を行ったものである。

・竹本与志人・杉山 京・倉本亜優未・桐野匡史・神部智司：地域型認知症疾患医療センターの連携担当者を対象とした鑑別診断後のフォローアップ過程の可視化．日本老年学会合同セッション＆日本ケアマネジメント学会第20回研究大会，2021．

【引用・参考文献】

1 ）佐藤郁哉：定性データ分析入門―QDA ソフトウェア・マニュアル．東京：新曜社．2006．

2 ）佐藤郁哉：質的データ分析法－原理・方法・実践．東京：新曜社．2008．

3 ）村社卓：介護保険制度下でのケアマネジメント実践モデルに関する研究 ―『調整・仲介機能を特化させた給付管理業務』に焦点を当てた質的データ分析．社会福祉学．52(1)：55-69，2011．

4 ）村社 卓：チームマネジメントの未活用要因および活用条件 ―ケアマネジメント実践におけるチームマネジメント概念の検討．社会福祉学．53 (2)：17-31，2012．

5 ）公益社団法人日本精神保健福祉士協会分野別プロジェクト「認知症」：認知症疾患医療センターの専門医療相談に関するアンケート調査報告書．公益社団法人日本精神保健福祉士協会，2020．

6 ）地方独立行政法人東京都健康長寿医療センター：平成27年度老人保健事業推進費等補助金（老人保健健康増進等事業分）認知症疾患センター先進事例集．2016．

7 ）日本神経学会監修，「認知症疾患診療ガイドライン」作成委員会編集：認知症疾患診療ガイドライン2017．医学書院，2017．

8 ）中島健二・下濱俊・冨本秀和・ほか編集：認知症ハンドブック第2版．医学書院，2020．

9 ）船木桂：第3章 認知症の診断，2 問診．中島健二・下濱俊・冨本秀和・ほか編集認知症ハンドブック第2版．医学書院，118-125，2020．

10）栗田主一：地域における認知症疾患医療センターの役割．日本老年医学会誌．46 (3)：203-206，2009．

11）「医療ソーシャルワーカー業務指針」（厚生労働省健康局長通知 平成14年11月29日健康発第1129001号）

（https://www.jaswhs.or.jp/images/NewsPDF/NewsPDF_SmkfBqMdQaTaKgxH_1.pdf, 2022.7.18）

12）「認知症施策等総合支援事業の実施について」（平成26年7月9日老発0709第3号厚生労働省老健局長通知）別添2：認知症疾患医療センター運営事業実施要綱

（https://www.nisseikyo.or.jp/gyousei/tsuuchi/images/2021/210405/210405-05.pdf, 2022.7.18）

第三章

認知症専門医のいる医療機関の連携担当者を対象とした医療機関の診療体制と受診・受療援助の実践状況

　本章では，認知症専門医のいる医療機関の連携担当者における認知症が疑われる人および家族に対する鑑別診断のための受診・受療援助の実践状況の実態と，医療機関の診療体制などとの関連性を明らかにする。具体的には，第一部第二章・第二部第二章で述べたインタビュー調査の結果を手掛かりに，連携担当者だけでなく，認知症のある人やその家族の視点から，鑑別診断前後において期待される受診・受療援助の実態を評価することは，認知症のある人や家族にとって意義のある鑑別診断とするために重要であると考える。

第一節　調査研究の概要

1．調査対象者

　本章の調査対象者は，全国47都道府県に設置されている認知症専門医のいる医療機関（病院1,326か所，診療所596か所）計1,922か所に勤務する連携担当者（精神保健福祉士，社会福祉士，看護師等）である。認知症専門医のいる医療機関は，2020年10月末日時点に次頁に記したホームページに記載されていた情報を基に選定を行った。

　なお，本調査対象者とする連携担当者は，調査対象者が勤務する医療機関が認知症疾患医療センターの場合には当該センターの連携担当者に，それ以外の医療機関の場合には，当該機関において認知症が疑われる人やその家族に対して受診・受療援助を行っている専門職に回答を依頼した。回答は，原則一医療機関につき1人とし，連携担当者が複数いる場合には，精神保健福祉士が優先して回答するよう求めた。

　ただし臨床現場の実態として，認知症が疑われる人やその家族に対する受

診・受療の前後で異なる専門職が援助を担当している場合がある。その場合には，一医療機関につき鑑別診断前と診断後の援助を担当する専門職計2人にそれぞれ回答を求めた。

・認知症疾患医療センター（厚生労働省）
https://www.mhlw.go.jp/stf/seisakunitsuite/bunya/0000076236_00006.html
・認知症専門医（日本認知症学会）
http://dementia.umin.jp/g1.html
・日本老年精神医学会専門医（日本老年精神医学会）
http://184.73.219.23/rounen/a_sennmonni/r-A.htm
・認知症予防専門医（日本認知症予防学会）
http://ninchishou.jp/publics/index/75/
・認知症臨床専門医（日本精神科医学会）
https://www.nisseikyo.or.jp/education/nintei/nintei_ninchi.php

2．調査方法

　本調査では，無記名自記式の質問紙を用いた郵送調査を実施した。調査にあたっては，調査対象として抽出された認知症専門医のいる医療機関の管理者宛に，調査の趣旨（目的・内容）および倫理的配慮等を記した「調査依頼書」を送付し，調査協力への諾否（調査票配付の諾否等）を尋ねた。そして調査実施に関する承諾が得られた場合は，前出の管理者の協力を得て，当該医療機関に勤務する連携担当者の中から調査対象者を選定し，調査の趣旨および倫理的配慮に関する事項が記載された「調査票」等を配付した。回答を記入した調査票は，プライバシー保護の観点から，調査対象者自らが「返信用封筒」に厳封した後，調査実施者へ返送する方法を採った。

　なお本調査は，2021年6月4日に岡山県立大学倫理審査委員会（受付番号：21-21）の，2021年6月25日に日本福祉大学「人を対象とする研究」に関する倫理審査委員会（申請番号：21-012-01）の審査・承認を得て，2021年6

月から同年９月の４か月間に実施した。

3．調査内容

　調査内容は，以下の①から⑤のとおりである。

① 連携担当者の基本属性

　調査対象者である連携担当者の基本属性については，性別，年齢，所持資格，雇用形態，医療機関や福祉施設などに専門職として勤務した通算経験月数，認知症の鑑別診断を主に担っている診療科の通算担当経験月数等について回答を求めた。

② 勤務する医療機関の診療体制

　調査対象者が勤務する医療機関の診療体制については，医療機関の種別，認知症疾患医療センターの委託の有無，認知症の鑑別診断を主に担っている診療科，認知症の鑑別診断のための受診における事前予約の要否，認知症の鑑別診断のための受診予約におけるかかりつけ医の紹介状の要否，鑑別診断のための受診の事前予約から初診までの平均期間，初診から鑑別診断の結果が出るまでの平均期間，認知症が治療目的となる人を入院させることができる病床の有無等について回答を求めた。

③ 認知症の鑑別診断のための診察前の情報収集の実践状況

　認知症の鑑別診断のための診察前の情報収集の実践状況に関しては，第二部第二章のインタビュー調査の結果を踏まえて独自に項目を設定した。認知症が疑われる人と家族が受診を目的に医療機関に来院した場合を想定し，鑑別診断のための診察前に認知症が疑われる人や家族に対して行う情報収集の実践内容を検討した。その結果，『鑑別診断に有用な情報の収集』と『本人のインフォーマル・フォーマルサポートに関係する情報収集』という２つの情報収集の観点から，計78項目を設定し，「まったく行っていない：０点」から「いつも行っている：３点」の４件法で回答を求めた。

④ 認知症の鑑別診断のための認知症専門医との連携の実践状況

　認知症の鑑別診断のための認知症専門医との連携実践状況に関しては，③と同様に，第二部第二章のインタビュー調査の結果を参考に項目を設定した。鑑

別診断前と後の場面を想定し，期待される認知症専門医との連携実践の内容として，鑑別診断前について8項目，鑑別診断後について24項目の計32項目に対して，それぞれ「まったく行っていない：0点」から「いつも行っている：3点」の4件法で回答を求めた。

⑤　認知症の鑑別診断後におけるフォローアップ支援の実践状況

認知症の鑑別診断後における支援の実践状況に関しては，③と同様に，第二部第二章のインタビュー調査の結果を踏まえて独自に項目を設定した。鑑別診断後のフォローアップとして，認知症が疑われる人やその家族に対して実践することが望まれる支援内容として，44項目を設定し，「まったく行っていない：0点」から「いつも行っている：3点」の4件法で回答を求めた。

本調査では「第一節　調査研究の概要」―「1．調査対象者」に指摘したとおり，連携担当者が勤務する医療機関の体制に応じて鑑別診断前・後の援助を異なる専門職が担当する場合がある。そのため，調査対象者に対して上記の調査内容の中から必要な回答が求められるように，下記の3種類の調査票（調査票A，調査票B，調査票C）を作成した。

調査票A：①，②，③，④，⑤
調査票B：①，②，③，④
調査票C：①，②，④，⑤

4．分析方法

統計解析には，鑑別診断前後の受診・受療援助として「③認知症の鑑別診断のための診察前の情報収集の実践状況」「④認知症の鑑別診断のための認知症専門医との連携の実践状況」「⑤認知症の鑑別診断後におけるフォローアップ支援の実践状況」の項目についてそれぞれクラスター分析（Ward法）を行い，類型化した。そして当該分析のクラスター数は，出力されたデンドログラムを確認して判断した。

また鑑別診断前後の受診・受療援助に関連する要因を検討するため，抽出されたクラスター間における連携担当者の基本属性ならびに医療機関の診療体制

などについて有意差検定ならびに効果量の算出を行った。

　クラスター間における基本属性などの関連を検討するための有意差検定には，χ^2検定ならびにWelchの検定を行った。そして有意差が確認された場合には，多重比較としてχ^2検定では調整済み残差を算出し，絶対値が2.0以上を特徴があるものと判断した。一方，Welchの検定では多重比較としてGames-Howell法を用いた。これらのすべての統計的有意性は5％水準とした。

　また効果量[1]について，χ^2検定ではCramer' Vを算出し，効果量における差の大きさの基準は0.1を小，0.3を中，0.5を大とした。そしてWelchの検定では効果量としてη^2，多重比較ではrを算出した。η^2の効果量の基準は0.01を小，0.06を中，0.14を大，rの効果量の基準は0.1を小，0.3を中，0.5を大とした。

　なお上記の統計解析には，統計ソフト「IBM SPSS 27J for Windows」を使用した。

第二節　調査結果

　調査票を配付した認知症専門医のいる医療機関1,922か所のうち，8か所が宛先不明のため返送され，最終的に調査対象となった医療機関は1,914か所であった。回答は1,914か所に配付した調査票のうち，227か所から得られた（回収率：11.9％）。また回収された調査票の種類の内訳は，調査票Aが192人，調査票Bが20人，調査票Cが26人の計238人であった。

　統計解析は，おのおのの分析で用いる項目に欠損値のないデータを用いて実施した。

1．連携担当者の基本属性

　集計対象者である連携担当者の基本属性の回答分布は，表2-3-1に示すとおりであった。性別は女性113人（72.0％），男性44人（28.0％）であり，平均年齢は44.0歳であった。

　また所持資格は，所持する人数の多いものから順に，精神保健福祉士が107

表2-3-1 連携担当者の基本属性 (n=157)

項目		人数	(%)
性別	女性	113	(72.0)
	男性	44	(28.0)
年齢	平均44.0歳 (標準偏差：10.1, 範囲：24 - 73)		
所持資格※1	精神保健福祉士	107	(68.2)
	社会福祉士	76	(48.4)
	介護支援専門員	33	(21.0)
	看護師	29	(18.5)
	介護福祉士	15	(9.6)
	医師	12	(7.6)
	公認心理師	5	(3.2)
	保健師	4	(2.5)
	准看護師	3	(1.9)
	臨床心理士	2	(1.3)
	主任介護支援専門員	2	(1.3)
	作業療法士	1	(0.6)
	その他	8	(5.1)
	いずれの資格も有していない	1	(0.6)
雇用形態	常勤専任	110	(70.1)
	常勤兼任	36	(22.9)
	非常勤専任	10	(6.4)
	非常勤兼任	1	(0.6)
医療機関や福祉施設などに専門職として勤務した通算経験平均月数	平均222.3か月 (標準偏差：115.8, 範囲：2 - 543)		
認知症の鑑別診断を主に担っている診療科の通算担当経験月数	平均81.0か月 (標準偏差：74.0, 範囲：0 - 363)		

※1：複数回答

人 (68.2%)，社会福祉士が76人 (48.4%)，介護支援専門員が33人 (21.0%)，看護師が29人 (18.5%)，介護福祉士が15人 (9.6%) であった。雇用形態は常勤専任が最多の110人 (70.1%)，常勤兼任が36人 (22.9%)，非常勤専任が10人 (6.4%) であり，医療機関や福祉施設などに専門職として勤務した通算経験月数は平均222.3か月，認知症の鑑別診断を主に担っている診療科の通算担当経験月数は平均81.0か月であった。

２．連携担当者が勤務する医療機関の診療体制

① 医療機関の種別と認知症疾患医療センターの委託状況

　連携担当者が勤務する認知症専門医のいる医療機関の種別ならびに認知症疾患医療センターの委託状況は，表２-３-２に示すとおりであった。医療機関の種別は，「精神科病院」が最多の55人（35.0％）であり，次いで「地域医療支援病院」が31人（19.7％），「一般病院」が25人（15.9％），「一般診療所（クリニック）」が19人（12.1％）であった。

　また医療機関が，認知症疾患医療センターの「指定を受けている」という回答した人が91人（58.0％）であった。そして認知症疾患医療センターの指定を受けている医療機関のうち，その委託の類型は「地域型」が71人（78.9％）と最多であり，次いで「基幹型」が13人（14.4％）であった。

表２-３-２　医療機関の種別と認知症疾患医療センターの委託状況（n=157）

項目		人数	（％）
医療機関の種別	精神科病院	55	（35.0）
	地域医療支援病院	31	（19.7）
	一般病院[※1]	25	（15.9）
	一般診療所（クリニック）	19	（12.1）
	特定機能病院	18	（11.5）
	精神科診療所（クリニック）	9	（5.7）
認知症疾患医療センターの委託	委託の有無　指定を受けている	91	（58.0）
	指定を受けていない	66	（42.0）
	委託の類型[※2]　地域型	71	（78.9）
	基幹型	13	（14.4）
	診療所型	6	（6.7）
	連携型	1	（1.1）

※1：地域医療支援病院，特定機能病院，臨床研究中核病院以外．
※2：指定を受けている場合：n=91
※人数の割合（％）に関し，小数点第二位を四捨五入し算出したため100％とならない場合がある．

② 認知症の鑑別診断を主に担っている診療科

　連携担当者が勤務する医療機関において認知症の鑑別診断を主に担っている診療科について複数回答を求めた回答分布は，表２-３-３のとおりであった。

表2-3-3 認知症の鑑別診断を主に担っている診療科（n=157）

項目	人数	（％）
精神科	93	(59.2)
もの忘れ外来	67	(42.7)
脳神経内科	39	(24.8)
認知症外来	30	(19.1)
内科	21	(13.4)
心療内科	14	(8.9)
脳神経外科	12	(7.6)
神経科	6	(3.8)

※複数回答

鑑別診断を主に担っている診療科は，「精神科」が93人（59.2％）と最も多く，「もの忘れ外来」が67人（42.7％），「脳神経内科」が39人（24.8％），「認知症外来」が30人（19.1％），「内科」が21人（13.4％）であった。

③ 認知症の鑑別診断における受診のための事前予約およびかかりつけ医の紹介状の要否

連携担当者が勤務する医療機関において認知症の鑑別診断のための受診のために，事前予約ならびにかかりつけ医の紹介状が必要か否かについて回答を求めた結果は，図2-3-1，図2-3-2に示すとおりであった。認知症の鑑別診断における受診の事前予約の要否について「必要である」が135人（86.0％）であり，かかりつけ医の紹介状が「必要である」と回答したのは122人（77.7％）

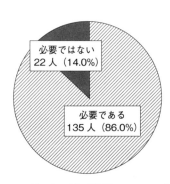

必要ではない
22人（14.0%）

必要である
135人（86.0%）

図2-3-1 認知症の鑑別診断における受診のための
事前予約の要否（n=157）

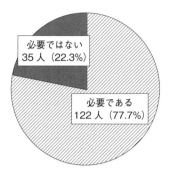

図2-3-2　認知症の鑑別診断における受診のための
かかりつけ医の紹介状の要否（n=157）

であった。

④　認知症の鑑別診断のための受診における事前予約を行ってから，鑑別診断
の結果が出るまでの期間

連携担当者が勤務する医療機関において認知症の鑑別診断のための受診の事
前予約から鑑別診断の結果が出るまでの期間については，「事前予約から初診
までの平均期間」と「初診から鑑別診断の結果が出るまでの平均期間」の2つ
の期間を調査した。認知症の鑑別診断のための受診の事前予約を必要としない
医療機関における初診までの期間を0日間とみなした場合，集計対象とした医
療機関における認知症の鑑別診断のための事前予約から実際に初診を受けるま
での平均期間は16.9日であった（表2-3-4）。その回答分布を確認すると，事
前予約から14日間以内に初診を受けることができる医療機関は約6割に留
まっており，一方でおおむね1か月以上の時間がかかる医療機関が全体の約2
割を占めていた。

また認知症が疑われる人が初診を受けてから，鑑別診断の結果が出るまでの
平均期間は，14.3日であった（表2-3-5）。そして回答分布をみると，初診か
ら14日間以内に鑑別診断の結果が出る医療機関は65.0％であり，一方で1か
月以上の時間がかかる医療機関が全体の約2割を占めていた。

なお，認知症が疑われる人が事前予約を行ってから，鑑別診断の結果が出る
までの全体期間は，平均31.2日であり，当該平均期間の回答分布をみると，約

表2-3-4　認知症の鑑別診断のための受診における事前予約を行ってから，
　　　　　実際に初診を受けるまでの平均期間（n=157）

期間	人数	（%）
0日間	22	(14.0)
1週間以内	34	(21.7)
2週間以内	43	(27.4)
3週間以内	18	(11.5)
4週間以内	7	(4.5)
5週間以内	21	(13.4)
6週間以内	0	(0.0)
7週間以内	2	(1.3)
8週間以内	2	(1.3)
9週間以内	5	(3.2)
10週間以内	1	(0.6)
10週間以上	2	(1.3)
平均16.9日（標準偏差：16.9，範囲：0 - 90）		

※受診予約が必要ではない医療機関は、0日間とみなした。

表2-3-5　初診を受けてから，認知症の鑑別診断の結果が出るまでの
　　　　　平均期間（n=157）

期間	人数	（%）
0日間	13	(8.3)
1週間以内	54	(34.4)
2週間以内	35	(22.3)
3週間以内	15	(9.6)
4週間以内	8	(5.1)
5週間以内	26	(16.6)
6週間以内	3	(1.9)
7週間以内	1	(0.6)
8週間以内	1	(0.6)
9週間以内	1	(0.6)
平均14.3日（標準偏差：12.2，範囲：0 - 60）		

　1か月以上の期間を要する医療機関が半数を，約2か月以上の期間を要する医療機関が約1割を占めていた（表2-3-6）。

表2-3-6　認知症の鑑別診断のための受診予約を行ってから，
　　　　　診断結果が出るまでの平均期間（n=157）

期間	人数	（%）
0日間	1	(0.6)
1週間以内	20	(12.7)
2週間以内	18	(11.5)
3週間以内	25	(15.9)
4週間以内	20	(12.7)
5週間以内	21	(13.4)
6週間以内	11	(7.0)
7週間以内	12	(7.6)
8週間以内	6	(3.8)
9週間以内	12	(7.6)
10週間以内	5	(3.2)
10週間以上	6	(3.8)
平均31.2日（標準偏差：22.4，範囲：0－120）		

※受診予約が必要ではない医療機関は，0日間とみなした。

② 認知症が治療目的となる人を入院させることができる病床

　連携担当者が勤務する医療機関について，認知症が治療目的となる人を入院させることができる病床があると回答したのは，表2-3-7のとおり，92人（58.6％）であった。

　また入院させることができる病床がある病棟の種類について複数回答を求めた結果の回答分布は，「精神科病棟」が52人（56.5％）と最も多く，次いで

表2-3-7　認知症が治療目的となる人を入院させることができる病床の
　　　　　設置状況（n=157）

項目		人数	（%）
病床の有無	病床がある	92	(58.6)
	病床がない	65	(41.4)
病棟の種類※1	精神科病棟※2	52	(56.5)
	認知症疾患治療病棟	35	(38.0)
	一般病棟	14	(15.2)
	その他の病棟	1	(1.1)

※1：「病床がある」と回答したn=92（複数回答）
※2：認知症疾患治療病棟，認知症疾患療養病棟以外

「認知症疾患治療病棟」が35人（38.0％），「一般病棟」が14人（15.2％）であった。

3．認知症の鑑別診断のための診察前の情報収集の実践状況

　認知症の鑑別診断のための診察前に，認知症が疑われる人（本人）および家族に対する面談において実践されている情報収集の状況に関する回答分布は，表2-3-8，表2-3-9，表2-3-10のとおりであった。

　『鑑別診断に有用な情報の収集』（表2-3-8，表2-3-9）について「いつも行っている」の回答に着目すると，「a17：家族に受診に至った経緯を尋ねている」が最多の119人（86.2％）であり，次いで「a4：本人の認知症以外の病歴について，家族に確認している」と「a15：本人が困っている症状がある場合，いつから生じているかを家族に尋ねている」が118人（85.5％）であった。一方「まったく行っていない」の回答に着目すると，「a41：本人が独居の場合，冷蔵庫の中の状況を本人に尋ねている」が32人（23.2％）が最も多く，次いで「a43：本人が独居の場合，本人の居室の掃除が行き届いているかどうかを本人に尋ねている」が23人（16.7％）となっていた。

　また『本人のインフォーマル・フォーマルサポートに関係する情報収集』（表2-3-10）について「いつも行っている」の回答に着目すると，「a74：要支援または要介護認定を受けている場合，本人が介護サービスを利用しているかどうかについて，本人または家族に確認している」が最多の114人（82.6％）であり，次いで「a76：要支援または要介護認定を受けている場合，本人が利用している介護サービスの種類について，本人または家族に確認している」が109人（79.0％）であった。一方「まったく行っていない」の回答に着目すると，「a71：家族内のキーパーソンについて，本人に尋ねている」が最多の15人（10.9％）であった。

　認知症の鑑別診断のための診察前の情報収集の実践状況に関する回答から連携担当者を分類することを目的にクラスター分析を実施した結果，出力されたデンドログラムから3つのクラスターに類型化されると判断した（表2-3-11，表2-3-12，表2-3-13，図2-3-3，図2-3-4，図2-3-5）。

表2-3-8　認知症の鑑別診断のための診察前の情報収集の実践状況
「鑑別診断に有用な情報の収集」①（n=138）

項目	まったく行ってない 人数	(%)	あまり行ってない 人数	(%)	だいたい行っている 人数	(%)	いつも行っている 人数	(%)
治療状況に関する情報収集								
■既往歴に関する情報収集								
a1. 本人の過去の認知症に関する受診歴について，本人に確認している	14	(10.1)	44	(31.9)	33	(23.9)	47	(34.1)
a2. 本人の過去の認知症に関する受診歴について，家族に確認している	1	(0.7)	16	(11.6)	20	(14.5)	101	(73.2)
a3. 本人の認知症以外の病歴について，本人に確認している	5	(3.6)	26	(18.8)	31	(22.5)	76	(55.1)
a4. 本人の認知症以外の病歴について，家族に確認している	1	(0.7)	4	(2.9)	15	(10.9)	118	(85.5)
■現病歴に関する情報収集								
a5. 本人が認知症以外に現在治療している疾患について，本人に確認している	6	(4.3)	25	(18.1)	28	(20.3)	79	(57.2)
a6. 本人が認知症以外に現在治療している疾患について，家族に確認している	1	(0.7)	4	(2.9)	16	(11.6)	117	(84.8)
a7. 本人の現在の服薬状況（服薬の有無やその内容など）について，本人に確認している	5	(3.6)	26	(18.8)	40	(29.0)	67	(48.6)
a8. 本人の現在の服薬状況（服薬の有無やその内容など）について，家族に確認している	1	(0.7)	5	(3.6)	17	(12.3)	115	(83.3)
■かかりつけ医に関する情報取集								
a9. 本人にかかりつけ医がいるかどうかについて，本人に確認している	6	(4.3)	18	(13.0)	40	(29.0)	74	(53.6)
a10. 本人にかかりつけ医がいるかどうかについて，家族に確認している	1	(0.7)	5	(3.6)	18	(13.0)	114	(82.6)
a11. 本人にかかりつけ医がいる場合，本人とかかりつけ医との関係性（相談のしやすさなど）について，本人に尋ねている	21	(15.2)	60	(43.5)	35	(25.4)	22	(15.9)
a12. 本人にかかりつけ医がいる場合，本人とかかりつけ医との関係性（相談のしやすさなど）について，家族に尋ねている	12	(8.7)	53	(38.4)	37	(26.8)	36	(26.1)
a13. 本人にかかりつけ医がいる場合，家族とかかりつけ医との関係性（相談のしやすさなど）について，家族に尋ねている	15	(10.9)	60	(43.5)	32	(23.2)	31	(22.5)
認知症様症状に関する情報収集								
■認知症を疑った経緯に関する情報収集								
a14. 本人が困っている症状がある場合，いつから生じているかを本人に尋ねている	4	(2.9)	22	(15.9)	42	(30.4)	70	(50.7)
a15. 本人が困っている症状がある場合，いつから生じているかを家族に尋ねている	1	(0.7)	4	(2.9)	15	(10.9)	118	(85.5)
a16. 本人に受診に至った経緯を尋ねている	7	(5.1)	28	(20.3)	47	(34.1)	56	(40.6)
a17. 家族に受診に至った経緯を尋ねている	1	(0.7)	5	(3.6)	13	(9.4)	119	(86.2)
■認知症が疑われる症状に関する情報収集								
a18. 本人の生活歴について，本人に尋ねている	6	(4.3)	25	(18.1)	45	(32.6)	62	(44.9)
a19. 本人の生活歴について，家族に尋ねている	3	(2.2)	8	(5.8)	26	(18.8)	101	(73.2)
a20. 本人に対して，介護支援専門員など既に支援者がいる場合，支援者が困っている症状について支援者に尋ねている	4	(2.9)	29	(21.0)	49	(35.5)	56	(40.6)
a21. 本人が自覚している記憶（もの忘れの程度）について，本人に尋ねている	4	(2.9)	24	(17.4)	43	(31.2)	67	(48.6)
a22. 本人の記憶力（もの忘れの程度）について，家族に尋ねている	1	(0.7)	4	(2.9)	19	(13.8)	114	(82.6)
a23. 本人が自覚している記銘力（新しいことを覚える力）について，本人に尋ねている	5	(3.6)	34	(24.6)	51	(37.0)	48	(34.8)
a24. 本人の記銘力（新しいことを覚える力）について，家族に尋ねている	1	(0.7)	13	(9.4)	24	(17.4)	100	(72.5)
a25. 本人が自覚している失語（言葉を理解する，話すなどを正しく行えなくなる）について，本人に尋ねている	9	(6.5)	43	(31.2)	55	(39.9)	31	(22.5)
a26. 本人の失語（言葉を理解する，話すなどを正しく行えなくなる）について，家族に尋ねている	1	(0.7)	17	(12.3)	36	(26.1)	84	(60.9)
a27. 本人が自覚している失行（身についていた動作や行動などが目的どおりに行えなくなる）について，本人に尋ねている	8	(5.8)	43	(31.2)	53	(38.4)	34	(24.6)
a28. 本人の失行（身についていた動作や行動などが目的どおりに行えなくなる）について，家族に尋ねている	1	(0.7)	8	(5.8)	32	(23.2)	97	(70.3)
a29. 本人が自覚している失認（見たもの，聞いたものなどをうまく認識できなくなる）について，本人に尋ねている	7	(5.1)	45	(32.6)	50	(36.2)	36	(26.1)
a30. 本人の失認（見たもの，聞いたものなどをうまく認識できなくなる）について，家族に尋ねている	1	(0.7)	10	(7.2)	35	(25.4)	92	(66.7)
a31. 本人が自覚している遂行機能障害（判断力や注意力の低下）について，本人に尋ねている	6	(4.3)	43	(31.2)	53	(38.4)	36	(26.1)
a32. 本人の遂行機能障害（判断力や注意力の低下）について，家族に尋ねている	1	(0.7)	9	(6.5)	31	(22.5)	97	(70.3)
a33. 本人が自覚している抑うつ症状について，本人に尋ねている	6	(4.3)	38	(27.5)	44	(31.9)	50	(36.2)
a34. 本人の抑うつ症状について，家族に尋ねている	2	(1.4)	15	(10.9)	32	(23.2)	89	(64.5)
a35. 本人の暴言について，家族に尋ねている	1	(0.7)	13	(9.4)	26	(18.8)	98	(71.0)
a36. 本人の幻覚について，家族に尋ねている	1	(0.7)	10	(7.2)	29	(21.0)	98	(71.0)
a37. 本人の被害妄想（物盗られ妄想）について，家族に尋ねている	1	(0.7)	9	(6.5)	26	(18.8)	102	(73.9)
a38. 本人の徘徊について，家族に尋ねている	1	(0.7)	12	(8.7)	27	(19.6)	98	(71.0)

表2-3-9　認知症の鑑別診断のための診察前の情報収集の実践状況 「鑑別診断に有用な情報の収集」②（n=138）

項目	まったく行ってない 人数	(%)	あまり行ってない 人数	(%)	だいたい行っている 人数	(%)	いつも行っている 人数	(%)
■日常生活の変化に関する情報収集								
a39. 本人が自覚している睡眠障害について，本人に尋ねている	6	(4.3)	27	(19.6)	39	(28.3)	66	(47.8)
a40. 本人の睡眠障害について，家族に尋ねている	2	(1.4)	12	(8.7)	28	(20.3)	96	(69.6)
a41. 本人が独居の場合，冷蔵庫の中の状況を本人に尋ねている	32	(23.2)	63	(45.7)	25	(18.1)	18	(13.0)
a42. 本人が独居の場合，冷蔵庫の中の状況を家族に尋ねている	20	(14.5)	42	(30.4)	29	(21.0)	47	(34.1)
a43. 本人が独居の場合，本人の居室の掃除が行き届いているかどうかを本人に尋ねている	23	(16.7)	58	(42.0)	32	(23.2)	25	(18.1)
a44. 本人が独居の場合，本人の居室の掃除が行き届いているかどうかを家族に尋ねている	9	(6.5)	26	(18.8)	43	(31.2)	60	(43.5)
a45. 本人が就労している場合，本人の仕事に支障が生じているかどうか（自覚症状）を本人に尋ねている	9	(6.5)	26	(18.8)	48	(34.8)	55	(39.9)
a46. 本人が就労している場合，本人の仕事に支障が生じているかどうか（自覚症状）を家族に尋ねている	4	(2.9)	15	(10.9)	37	(26.8)	82	(59.4)
a47. 本人が就労している場合，本人が職場から仕事に支障が生じていると指摘されているかどうかを本人に尋ねている	9	(6.5)	38	(27.5)	47	(34.1)	44	(31.9)
a48. 本人が就労している場合，本人が職場から仕事に支障が生じていると指摘がされているかどうかを家族に尋ねている	6	(4.3)	19	(13.8)	40	(29.0)	73	(52.9)
a49. 本人が自動車免許を所持している場合，本人が運転をしているかどうかを本人に尋ねている	7	(5.1)	19	(13.8)	36	(26.1)	76	(55.1)
a50. 本人が自動車免許を所持している場合，本人が運転をしているかどうかを家族に尋ねている	3	(2.2)	12	(8.7)	26	(18.8)	97	(70.3)
■身体機能に関する情報収集								
a51. 本人の上下肢麻痺について，本人に尋ねている	13	(9.4)	46	(33.3)	38	(27.5)	41	(29.7)
a52. 本人の上下肢麻痺について，家族に尋ねている	7	(5.1)	36	(26.1)	33	(23.9)	62	(44.9)
a53. 本人の転倒について，本人に尋ねている	11	(8.0)	47	(34.1)	32	(23.2)	48	(34.8)
a54. 本人の転倒について，家族に尋ねている	7	(5.1)	16	(11.6)	34	(24.6)	81	(58.7)
a55. 本人の食事の摂取状況について，本人に尋ねている	6	(4.3)	28	(20.3)	42	(30.4)	62	(44.9)
a56. 本人の食事の摂取状況について，家族に尋ねている	2	(1.4)	11	(8.0)	29	(21.0)	96	(69.6)
認知症発症の影響要因に関する情報の収集								
■遺伝要因に関する情報収集								
a57. 親族内に認知症の人がいるか（またはいたか）について，本人に尋ねている	21	(15.2)	68	(49.3)	26	(18.8)	23	(16.7)
a58. 親族内に認知症の人がいるか（またはいたか）について，家族に尋ねている	11	(8.0)	34	(24.6)	36	(26.1)	57	(41.3)
■飲酒に関する情報収集								
a59. 本人の飲酒習慣について，本人に尋ねている	7	(5.1)	33	(23.9)	41	(29.7)	57	(41.3)
a60. 本人の飲酒習慣について，家族に尋ねている	3	(2.2)	15	(10.9)	38	(27.5)	82	(59.4)
■喫煙に関する情報収集								
a61. 本人の喫煙習慣について，本人に尋ねている	12	(8.7)	38	(27.5)	33	(23.9)	55	(39.9)
a62. 本人の喫煙習慣について，家族に尋ねている	8	(5.8)	24	(17.4)	27	(19.6)	79	(57.2)
受診目的の確認								
■受診に対する期待に関する情報収集								
a63. 受診に対して期待していることについて，本人に尋ねている	9	(6.5)	58	(42.0)	37	(26.8)	34	(24.6)
a64. 受診に対して期待していることについて，家族に尋ねている	3	(2.2)	17	(12.3)	31	(22.5)	87	(63.0)
本人の病識の確認								
■本人の自覚症状の確認								
a65. 本人が困っている症状について，本人に尋ねている	4	(2.9)	17	(12.3)	42	(30.4)	75	(54.3)
a66. 本人が困っている症状について，家族に尋ねている	1	(0.7)	4	(2.9)	18	(13.0)	115	(83.3)
■本人の病識の確認								
a67. 本人が受診に対して不安に思っていることについて，本人に尋ねている	5	(3.6)	29	(21.0)	51	(37.0)	53	(38.4)
a68. 本人が受診に対して不安に思っていることについて，家族に尋ねている	2	(1.4)	20	(14.5)	26	(18.8)	90	(65.2)

表2-3-10　認知症の鑑別診断のための診察前の情報収集の実践状況「本人の
　　　　　インフォーマル・フォーマルサポートに関係する情報収集」
　　　　　　　　　　　　　　（n＝138）

項目	まったく行ってない		あまり行ってない		だいたい行っている		いつも行っている	
	人数	（％）	人数	（％）	人数	（％）	人数	（％）
家族に関する情報収集								
■家族関係に関する情報収集								
a69.　本人と家族の関係性について，本人に確認している	13	（9.4）	40	（29.0）	47	（34.1）	38	（27.5）
a70.　本人と家族の関係性について，家族に確認している	3	（2.2）	20	（14.5）	50	（36.2）	65	（47.1）
■キーパーソンに関する情報収集								
a71.　家族内のキーパーソンについて，本人に尋ねている	15	（10.9）	32	（23.2）	44	（31.9）	47	（34.1）
a72.　家族内のキーパーソンについて，家族に尋ねている	2	（1.4）	7	（5.1）	44	（31.9）	85	（61.6）
福祉サービスの利用状況に関する情報収集								
■介護保険制度の利用状況に関する情報収集								
a73.　介護保険制度を申請しているかどうかについて，本人または家族に確認している	2	（1.4）	7	（5.1）	23	（16.7）	106	（76.8）
a74.　要支援または要介護認定を受けている場合，本人が介護サービスを利用しているかどうかについて，本人または家族に確認している	1	（0.7）	4	（2.9）	19	（13.8）	114	（82.6）
a75.　要支援または要介護認定を受けている場合，本人のケアプランを作成している専門職の所属（機関）について，本人または家族に確認している	6	（4.3）	11	（8.0）	33	（23.9）	88	（63.8）
a76.　要支援または要介護認定を受けている場合，本人が利用している介護サービスの種類について，本人または家族に確認している	3	（2.2）	2	（1.4）	24	（17.4）	109	（79.0）
a77.　要支援または要介護認定を受けている場合，本人が利用している介護サービスの量について，本人または家族に確認している	3	（2.2）	9	（6.5）	29	（21.0）	97	（70.3）
■障害福祉サービスの利用状況に関する情報収集								
a78.　本人が障害福祉に関する制度の手続きをしているかどうかについて，本人または家族に確認している	6	（4.3）	30	（21.7）	34	（24.6）	68	（49.3）

　第1クラスターは，48人（34.8％）で構成される集団であり，78項目の実践すべてにおいて全体平均よりも低く，図2-3-3ならびに図2-3-4をみると確認できるように，家族と比較して本人に対する情報収集に関する実践頻度が著しく低い傾向が確認された。第2クラスターは，集計対象者の全体平均と類似した実践の特徴を呈する62人（44.9％）で構成される集団であり，診察前の情報収集の実践頻度における全体傾向として，平均が2点前後に集中しており，おおむね「まあ実践している」と考えられる集団であった。しかし一方で，「かかりつけ医との関係性（a11－a13）」や「独居の本人の生活状況（a41，a42）」「親族内に認知症の人がいるか（またはいたか）（a57）」などを把握するための情報収集に関する実践が低いことが確認された。第3クラスターは，28人（20.3％）で構成される集団であり，『鑑別診断に有用な情報の収集』ならびに『本人のインフォーマル・フォーマルサポートに関係する情報収集』に関する全78項目の実践において全体平均よりも高かった。

　認知症の鑑別診断のための診察前の情報収集の実践状況により，類型化され

表2-3-11　認知症の鑑別診断のための診察前の情報収集の実践状況
「鑑別診断に有用な情報の収集」①（n=138）

項目	第一クラスター 平均	第二クラスター 平均	第三クラスター 平均	全体 平均
治療状況に関する情報収集				
■既往歴に関する情報収集				
a1.　本人の過去の認知症に関する受診歴について，本人に確認している	0.917	2.113	2.714	1.819
a2.　本人の過去の認知症に関する受診歴について，家族に確認している	2.229	2.710	3.000	2.601
a3.　本人の認知症以外の病歴について，本人に確認している	1.417	2.661	2.964	2.290
a4.　本人の認知症以外の病歴について，家族に確認している	2.500	2.968	3.000	2.812
■現病歴に関する情報収集				
a5.　本人が認知症以外に現在治療している疾患について，本人に確認している	1.354	2.742	2.964	2.304
a6.　本人が認知症以外に現在治療している疾患について，家族に確認している	2.458	2.984	3.000	2.804
a7.　本人の現在の服薬状況（服薬の有無やその内容など）について，本人に確認している	1.438	2.516	2.929	2.225
a8.　本人の現在の服薬状況（服薬の有無やその内容など）について，家族に確認している	2.479	2.919	3.000	2.783
■かかりつけ医に関する情報取集				
a9.　本人にかかりつけ医がいるかどうかについて，本人に確認している	1.542	2.645	2.929	2.319
a10.　本人にかかりつけ医がいるかどうかについて，家族に確認している	2.458	2.919	3.000	2.775
a11.　本人にかかりつけ医がいる場合，本人とかかりつけ医との関係性（相談のしやすさなど）について，本人に尋ねている	0.771	1.452	2.464	1.420
a12.　本人にかかりつけ医がいる場合，本人とかかりつけ医との関係性（相談のしやすさなど）について，家族に尋ねている	1.250	1.710	2.464	1.703
a13.　本人にかかりつけ医がいる場合，家族とかかりつけ医との関係性（相談のしやすさなど）について，家族に尋ねている	1.083	1.581	2.393	1.573
認知症様症状に関する情報収集				
■認知症を疑った経緯に関する情報収集				
a14.　本人が困っている症状がある場合，いつから生じているかを本人に尋ねている	1.583	2.532	2.964	2.290
a15.　本人が困っている症状がある場合，いつから生じているかを家族に尋ねている	2.542	2.952	2.964	2.812
a16.　本人に受診に至った経緯を尋ねている	1.417	2.258	2.929	2.101
a17.　家族に受診に至った経緯を尋ねている	2.583	2.903	3.000	2.812
■認知症が疑われる症状に関する情報収集				
a18.　本人の生活歴について，本人に尋ねている	1.354	2.452	3.000	2.181
a19.　本人の生活歴について，家族に尋ねている	2.188	2.807	3.000	2.630
a20.　本人に対して，介護支援専門員など既に支援者がいる場合，支援者が困っている症状について支援者に尋ねている	1.917	2.032	2.750	2.138
a21.　本人が自覚している記憶力（もの忘れの程度）について，本人に尋ねている	1.542	2.500	2.929	2.254
a22.　本人の記憶力（もの忘れの程度）について，家族に尋ねている	2.500	2.903	3.000	2.783
a23.　本人が自覚している記銘力（新しいことを覚える力）について，本人に尋ねている	1.396	2.177	2.786	2.029
a24.　本人の記銘力（新しいことを覚える力）について，家族に尋ねている	2.292	2.726	2.929	2.616
a25.　本人が自覚している失語（言葉を理解する，話すなどを正しく行えなくなる）について，本人に尋ねている	1.167	1.855	2.679	1.783
a26.　本人の失語（言葉を理解する，話すなどを正しく行えなくなる）について，家族に尋ねている	2.125	2.565	2.857	2.471
a27.　本人が自覚している失行（身についていた動作や行動などが目的どおりに行えなくなる）について，本人に尋ねている	1.229	1.903	2.643	1.819
a28.　本人の失行（身についていた動作や行動などが目的どおりに行えなくなる）について，家族に尋ねている	2.333	2.742	2.893	2.630
a29.　本人が自覚している失認（見たもの，聞いたものなどをうまく認識できなくなる）について，本人に尋ねている	1.208	1.968	2.607	1.833
a30.　本人の失認（見たもの，聞いたものなどをうまく認識できなくなる）について，家族に尋ねている	2.229	2.710	2.893	2.580
a31.　本人が自覚している遂行機能障害（判断力や注意力の低下）について，本人に尋ねている	1.167	2.032	2.679	1.862
a32.　本人の遂行機能障害（判断力や注意力の低下）について，家族に尋ねている	2.292	2.742	2.929	2.623
a33.　本人が自覚している抑うつ症状について，本人に尋ねている	1.125	2.274	2.893	2.000
a34.　本人の抑うつ症状について，家族に尋ねている	1.958	2.726	2.964	2.507
a35.　本人の暴言について，家族に尋ねている	2.167	2.774	2.964	2.601
a36.　本人の幻覚について，家族に尋ねている	2.208	2.790	2.964	2.623
a37.　本人の被害妄想（物盗られ妄想）について，家族に尋ねている	2.250	2.839	2.964	2.659
a38.　本人の徘徊について，家族に尋ねている	2.229	2.742	2.964	2.609

表２-３-12　認知症の鑑別診断のための診察前の情報収集の実践状況 「鑑別診断に有用な情報の収集」②（n=138）

項　目	第一クラスター 平均	第二クラスター 平均	第三クラスター 平均	全体 平均
■日常生活の変化に関する情報収集				
a39. 本人が自覚している睡眠障害について，本人に尋ねている	1.333	2.516	2.964	2.196
a40. 本人の睡眠障害について，家族に尋ねている	2.125	2.758	2.964	2.580
a41. 本人が独居の場合，冷蔵庫の中の状況を本人に尋ねている	0.583	1.145	2.429	1.210
a42. 本人が独居の場合，冷蔵庫の中の状況を家族に尋ねている	1.208	1.742	2.679	1.746
a43. 本人が独居の場合，本人の居室の掃除が行き届いているかどうかを本人に尋ねている	0.625	1.500	2.643	1.428
a44. 本人が独居の場合，本人の居室の掃除が行き届いているかどうかを家族に尋ねている	1.458	2.290	2.857	2.116
a45. 本人が就労している場合，本人の仕事に支障が生じているかどうか（自覚症状）を本人に尋ねている	1.313	2.290	2.929	2.080
a46. 本人が就労している場合，本人の仕事に支障が生じているかどうか（自覚症状）を家族に尋ねている	1.917	2.565	3.000	2.428
a47. 本人が就労している場合，本人が職場から仕事に支障が生じていると指摘されているかどうかを本人に尋ねている	1.208	2.065	2.786	1.913
a48. 本人が就労している場合，本人が職場から仕事に支障が生じていると指摘がされているかどうかを家族に尋ねている	1.729	2.436	3.000	2.304
a49. 本人が自動車免許を所持している場合，本人が運転をしているかどうかを本人に尋ねている	1.521	2.629	2.964	2.312
a50. 本人が自動車免許を所持している場合，本人が運転をしているかどうかを家族に尋ねている	2.063	2.790	2.964	2.573
■身体機能に関する情報収集				
a51. 本人の上下肢麻痺について，本人に尋ねている	1.063	1.887	2.750	1.775
a52. 本人の上下肢麻痺について，家族に尋ねている	1.563	2.177	2.786	2.087
a53. 本人の転倒について，本人に尋ねている	1.063	2.000	2.857	1.848
a54. 本人の転倒について，家族に尋ねている	1.875	2.516	2.893	2.370
a55. 本人の食事の摂取状況について，本人に尋ねている	1.292	2.468	2.964	2.159
a56. 本人の食事の摂取状況について，家族に尋ねている	2.104	2.774	3.000	2.587
認知症発症の影響要因に関する情報の収集				
■遺伝要因に関する情報収集				
a57. 親族内に認知症の人がいるか（またはいたか）について，本人に尋ねている	0.833	1.355	2.321	1.370
a58. 親族内に認知症の人がいるか（またはいたか）について，家族に尋ねている	1.750	1.903	2.679	2.007
■飲酒に関する情報収集				
a59. 本人の飲酒習慣について，本人に尋ねている	1.167	2.371	2.964	2.073
a60. 本人の飲酒習慣について，家族に尋ねている	1.896	2.629	2.964	2.442
■喫煙に関する情報収集				
a61. 本人の喫煙習慣について，本人に尋ねている	0.979	2.242	2.964	1.949
a62. 本人の喫煙習慣について，家族に尋ねている	1.583	2.516	2.964	2.283
受診目的の確認				
■受診に対する期待に関する情報収集				
a63. 受診に対して期待していることについて，本人に尋ねている	0.979	1.807	2.679	1.696
a64. 受診に対して期待していることについて，家族に尋ねている	2.021	2.597	2.929	2.464
本人の病識の確認				
■本人の自覚症状の確認				
a65. 本人が困っている症状について，本人に尋ねている	1.729	2.581	2.964	2.362
a66. 本人が困っている症状について，家族に尋ねている	2.521	2.919	2.964	2.790
■本人の病識の確認				
a67. 本人が受診に対して不安に思っていることについて，本人に尋ねている	1.417	2.258	2.929	2.101
a68. 本人が受診に対して不安に思っていることについて，家族に尋ねている	2.167	2.500	2.964	2.478

※平均は「いつも行っている：3点」「だいたい行っている：2点」「あまり行っていない：1点」「まったく行っていない：0点」とした場合の得点である．

表2-3-13　認知症の鑑別診断のための診察前の情報収集の実践状況「本人の インフォーマル・フォーマルサポートに関係する情報収集」 (n=138)

項　目	第一クラスター 平均	第二クラスター 平均	第三クラスター 平均	全体 平均
家族に関する情報収集				
■家族関係に関する情報収集				
a69.　本人と家族の関係性について，本人に確認している	0.979	2.016	2.714	1.797
a70.　本人と家族の関係性について，家族に確認している	1.833	2.387	2.821	2.283
■キーパーソンに関する情報収集				
a71.　家族内のキーパーソンについて，本人に尋ねている	1.063	2.145	2.750	1.891
a72.　家族内のキーパーソンについて，家族に尋ねている	2.146	2.661	2.929	2.536
福祉サービスの利用状況に関する情報収集				
■介護保険制度の利用状況に関する情報収集				
a73.　介護保険制度を申請しているかどうかについて，本人または家族に確認している	2.229	2.919	2.964	2.688
a74.　要支援または要介護認定を受けている場合，本人が介護サービスを利用しているかどうかについて，本人または家族に確認している	2.396	2.984	3.000	2.783
a75.　要支援または要介護認定を受けている場合，本人のケアプランを作成している専門職の所属（機関）について，本人または家族に確認している	1.979	2.645	2.929	2.471
a76.　要支援または要介護認定を受けている場合，本人が利用している介護サービスの種類について，本人または家族に確認している	2.313	2.936	3.000	2.732
a77.　要支援または要介護認定を受けている場合，本人が利用している介護サービスの量について，本人または家族に確認している	2.063	2.823	3.000	2.594
■障害福祉サービスの利用状況に関する情報収集				
a78.　本人が障害福祉に関する制度の手続きをしているかどうかについて，本人または家族に確認している	1.625	2.323	2.857	2.188

※平均は「いつも行っている：3点」「だいたい行っている：2点」「あまり行っていない：1点」「まったく行っていない：0点」とした場合の得点である．

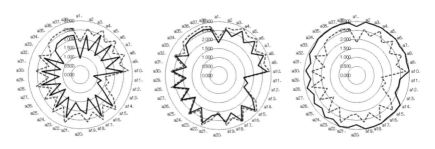

第1クラスター：n=48（34.8%）　　第2クラスター：n=62（44.9%）　　第3クラスター：n=28（20.3%）

図2-3-3　「鑑別診断に有用な情報の収集」①の類型化

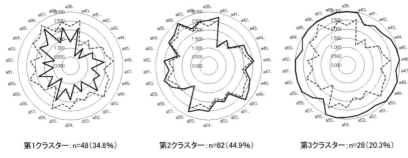

第1クラスター：n=48（34.8%）　　第2クラスター：n=62（44.9%）　　第3クラスター：n=28（20.3%）

図2-3-4 「鑑別診断に有用な情報の収集」②の類型化

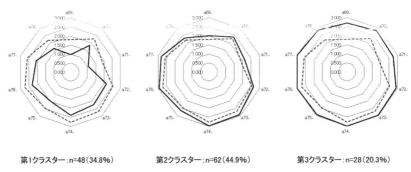

第1クラスター：n=48（34.8%）　　第2クラスター：n=62（44.9%）　　第3クラスター：n=28（20.3%）

図2-3-5 「本人のインフォーマル・フォーマルサポートに
関係する情報収集」の類型化

た3つのクラスター間の連携担当者の基本属性，医療機関の診療体制などによる違いを確認するため，χ^2検定ならびにWelchの検定，およびその効果量の算出を行った。その結果，有意差が確認されたのは，「医療機関や福祉施設などに専門職として勤務した通算経験平均月数」「初診から鑑別診断の結果が出るまでの平均期間」「事前予約を行ってから，鑑別診断の結果が出るまでの平均期間」の3つであった（表2-3-14，表2-3-15）。

「医療機関や福祉施設などに専門職として勤務した通算経験平均月数」ではWelchの検定の結果，有意差が確認された（p=0.031）。そして多重比較の結果，第1クラスターと第3クラスターの間に有意差が確認され（p=0.025），効果量（r）は0.371であり，その効果は中程度と考えられた。

表2-3-14　認知症の鑑別診断のための診察前の情報収集の実践状況の類型と基本属性との関連 (n=138)

項目		第一クラスター n=48 (34.8%) 人数	(%)	第二クラスター n=62 (44.9%) 人数	(%)	第三クラスター n=28 (20.3%) 人数	(%)	p値	効果量
性別	男性	14	(29.2)	14	(22.6)	11	(39.3)	0.264※2	0.139※4
	女性	34	(70.8)	48	(77.4)	17	(60.7)		
平均年齢（標準偏差：範囲）		41.9 (8.7：24 - 59)		43.1 (9.5：25 - 65)		46.8 (11.9：29 - 73)		0.175※3	0.002※5
所持資格※1	精神保健福祉士	38	(79.2)	41	(66.1)	15	(53.6)	0.065※2	0.200※4
	社会福祉士	24	(50.0)	31	(50.0)	12	(42.9)	0.796※2	0.057※4
	介護支援専門員	9	(18.8)	15	(24.2)	5	(17.9)	0.765※2	0.071※4
	看護師	7	(14.6)	11	(17.7)	6	(21.4)	0.735※2	0.065※4
雇用形態	常勤専任	34	(70.8)	42	(67.7)	19	(67.9)	0.081※2	0.208※4
	常勤兼任	8	(16.7)	18	(29.0)	8	(28.6)		
	非常勤専任	6	(12.5)	2	(3.2)	0	(0.0)		
	非常勤兼任	0	(0.0)	0	(0.0)	1	(3.6)		
医療機関や福祉施設などに専門職として勤務した通算経験平均月数（標準偏差：範囲）		193.8 (98.4：15 - 397)		205 (107.9：2 - 540)		269.1 (126.0：51 - 480)		0.031※3	0.004※5
				p=0.025, r=0.371					
認知症の鑑別診断を主に担っている診療科の通算担当経験平均月数（標準偏差：範囲）		74.8 (73.3：0 - 291)		83.1 (81.6：0 - 363)		75.8 (53.7：6 - 192)		0.831※3	0.001※5

※1：複数回答
※2：Fisherの正確確率検定　※3：Welchの検定（多重比較：Games-Howell法）
※4：Cramer' V　※5：η^2

表2-3-15　認知症の鑑別診断のための診察前の情報収集の実践状況の類型と医療機関の診療体制との関連 (n=138)

	項目	第一クラスター n=48 (34.8%)		第二クラスター n=62 (44.9%)		第三クラスター n=28 (20.3%)		p値	効果量
		人数	(%)	人数	(%)	人数	(%)		
医療機関の種別	精神科病院	15	(31.3)	26	(41.9)	9	(32.1)	0.969※2	0.109※4
	地域医療支援病院	11	(22.9)	12	(19.4)	5	(17.9)		
	一般病院	9	(18.8)	7	(11.3)	5	(17.9)		
	一般診療所（クリニック）	4	(8.3)	7	(11.3)	4	(14.3)		
	特定機能病院	6	(12.5)	6	(9.7)	3	(10.7)		
	精神科診療所（クリニック）	3	(8.3)	4	(6.5)	2	(7.1)		
認知症疾患医療センターの委託	指定を受けている	26	(54.2)	37	(59.7)	19	(67.9)	0.516※2	0.100※4
	指定を受けていない	22	(45.8)	25	(40.3)	9	(32.1)		
診療科※1	精神科	28	(58.3)	43	(69.4)	14	(50.0)	0.181※2	0.157※4
	もの忘れ外来	21	(43.8)	21	(33.9)	11	(39.3)	0.567※2	0.090※4
	脳神経内科	11	(22.9)	15	(24.2)	7	(25.0)	1.000※2	0.018※4
	認知症外来	9	(18.8)	13	(21.0)	5	(17.9)	0.160※2	0.033※4
	内科	3	(6.3)	10	(16.1)	5	(17.9)	0.218※2	0.149※4
	心療内科	3	(6.3)	6	(9.7)	4	(14.3)	0.486※2	0.099※4
	脳神経外科	2	(4.2)	4	(6.5)	4	(14.3)	0.297※2	0.142※4
	神経科	1	(2.1)	3	(4.8)	2	(7.1)	0.573※2	0.091※4
鑑別診断の受診のための事前予約	必要である	45	(93.8)	52	(83.9)	22	(78.6)	0.112※2	0.169※4
	必要ではない	3	(6.3)	10	(16.1)	6	(21.4)		
鑑別診断に係る受診の かかりつけ医の紹介状	紹介状が必要である	42	(87.5)	45	(72.6)	20	(71.4)	0.116※2	0.175※4
	紹介状は必要ではない	6	(12.5)	17	(27.4)	8	(28.6)		
	認知症の鑑別診断の受診予約を行ってから、実際に初診を受けるまでの平均期間（標準偏差：範囲）	20.4 (16.5：0 - 70)		15.8 (17.9：0 - 90)		14.4 (15.8：0 - 60)		0.223※3	0.001※5
	初診を受けてから、認知症の鑑別診断の結果が出るまでの平均期間（標準偏差：範囲）	16.9 (13.0：0 - 50)		13.0 (10.3：0 - 3) p=0.018, r=0.325		9.3 (10.4：0 - 45)		0.025※3	0.004※5
	認知症の鑑別診断の受診予約を行ってから、診断結果が出るまでの平均期間（標準偏差：範囲）	37.3 (20.7：1 - 74)		28.7 (23.7：1 - 120) p=0.030, r=0.340		23.7 (22.5：0 - 105)		0.024※3	0.003※5
病床の有無	病床がある	33	(68.8)	38	(61.3)	13	(46.4)	0.156※2	0.164※4
	病床がない	15	(31.3)	24	(38.7)	15	(53.6)		

※1：複数回答　※2：Fisherの正確確率検定　※3：Welchの検定（多重比較：Games-Howell法）　※4：Cramer' V　※5：η^2

表2−3−16 認知症の鑑別診断前における認知症専門医との連携の実践状況
(n=142)

項目	まったく行ってない		あまり行ってない		だいたい行っている		いつも行っている	
	人数	(%)	人数	(%)	人数	(%)	人数	(%)
相談内容の情報共有								
■相談内容の情報共有								
b1. 本人が鑑別診断を受けることを納得しているかについて伝えている	9	(6.3)	29	(20.4)	48	(33.8)	56	(39.4)
b2. 鑑別診断に対する家族の要望について伝えている	4	(2.8)	13	(9.2)	39	(27.5)	86	(60.6)
b3. なぜ鑑別診断を希望しているか（受診の目的）について伝えている	3	(2.1)	12	(8.5)	38	(26.8)	89	(62.7)
b4. 家族の介護力の程度を伝えている	3	(2.1)	24	(16.9)	48	(33.8)	67	(47.2)
b5. 本人が現在利用している介護サービスの状況を伝えている	2	(1.4)	9	(6.3)	38	(26.8)	93	(65.5)
口頭での情報共有と相談								
■困難事例に関する相談								
b6. BPSDが激しい場合は，入院可能な医療機関への紹介の可能性について協議している	8	(5.6)	20	(14.1)	29	(20.4)	85	(59.9)
■受診時期に関する交渉								
b7. 家族の介護負担が大きい場合は，受診の時期を早められないか交渉している	5	(3.5)	19	(13.4)	40	(28.2)	78	(54.9)
b8. 本人の症状の程度により，受診の時期を早められないか交渉している	5	(3.5)	14	(9.9)	43	(30.3)	80	(56.3)

　また「初診から鑑別診断の結果が出るまでの平均期間」ならびに「事前予約を行ってから，鑑別診断の結果が出るまでの平均期間」については，Welchの検定の結果，それぞれ有意差が確認された（p=0.025，p=0.024）。そして多重比較の結果，いずれも第1クラスターと第2クラスターの間に有意差が確認され（p=0.018，p=0.030），効果量（r）はそれぞれ0.325，0.340であり，その効果は中程度であった。

4．認知症の鑑別診断のための認知症専門医との連携の実践状況

　認知症の鑑別診断の前後における認知症専門医との連携実践の状況に関する回答分布は，表2-3-16，表2-3-17のとおりであった。

　認知症の鑑別診断前における認知症専門医との連携状況の回答分布（表2-3-16）について「いつも行っている」の回答に着目すると，「b5：本人が現在利用している介護サービスの状況を伝えている」が最多の93人（65.5％）であり，次いで「b3：なぜ鑑別診断を希望しているか（受診の目的）について伝えている」が89人（62.7％）であった。一方「まったく行っていない」の回答

表2-3-17　認知症の鑑別診断後における認知症専門医との連携の実践状況 (n=142)

項目	まったく行ってない 人数	(%)	あまり行ってない 人数	(%)	だいたい行っている 人数	(%)	いつも行っている 人数	(%)
医師への確認と相談								
■診断名の確認								
b9.　鑑別診断の結果について，医師に尋ねている	12	(8.5)	44	(31.0)	39	(27.5)	47	(33.1)
■受診時の様子の確認								
b10.　医師に本人が診断結果をどのように認識していたかを伝えている	18	(12.7)	61	(43.0)	37	(26.1)	26	(18.3)
b11.　医師に家族が診断結果をどのように認識していたかを伝えている	15	(10.6)	50	(35.2)	47	(33.1)	30	(21.1)
b12.　本人が診断結果を理解していない場合は，医師へ再度説明を依頼している	17	(12.0)	44	(31.0)	54	(38.0)	27	(19.0)
b13.　家族が診断結果を理解していない場合は，医師へ再度説明を依頼している	13	(9.2)	29	(20.4)	64	(45.1)	36	(25.4)
■今後の医療の確認								
b14.　治療方針について，医師に尋ねている	10	(7.0)	38	(26.8)	47	(33.1)	47	(33.1)
b15.　鑑別診断後のかかりつけ医の選定について，医師に相談している	23	(16.2)	55	(38.7)	30	(21.1)	34	(23.9)
b16.　本人が今後の治療方針を理解していない場合は，医師へ再度説明を依頼している	14	(9.9)	50	(35.2)	47	(33.1)	31	(21.8)
b17.　家族が今後の治療方針を理解していない場合は，医師へ再度説明を依頼している	11	(7.7)	34	(23.9)	58	(40.8)	39	(27.5)
■介護ニーズの確認								
b18.　ケアの方針について，医師に尋ねている	9	(6.3)	43	(30.3)	42	(29.6)	48	(33.8)
■フォローアップの相談								
b19.　他院への入院が必要と思われた場合は，医師に相談している	16	(11.3)	23	(16.2)	25	(17.6)	78	(54.9)
b20.　家族の介護負担軽減のための援助が必要な場合は，医師にその旨を伝えている	8	(5.6)	11	(7.7)	59	(41.5)	64	(45.1)
b21.　成年後見制度などの権利擁護に関する制度利用の援助が必要な場合は，医師にその旨を伝えている	8	(5.6)	19	(13.4)	46	(32.4)	69	(48.6)
b22.　経済問題に対する援助が必要な場合は，医師にその旨を伝えている	7	(4.9)	20	(14.1)	56	(39.4)	59	(41.5)
b23.　地域生活を支援するための介入（地域の専門機関との連携）が必要な場合は，医師にその旨を伝えている	7	(4.9)	8	(5.6)	53	(37.3)	74	(52.1)
医師からの情報提供・収集と援助依頼								
■診断名に関する情報提供								
b24.　鑑別診断の結果について，医師から連絡を受けている	19	(13.4)	44	(31.0)	31	(21.8)	48	(33.8)
■今後の方針等に関する情報提供								
b25.　鑑別診断後のかかりつけ医の選定について，医師から相談を受けている	28	(19.7)	51	(35.9)	35	(24.6)	28	(19.7)
■フォローアップの依頼								
b26.　他院への入院が必要な場合は，医師から調整依頼がある	10	(7.0)	11	(7.7)	31	(21.8)	90	(63.4)
b27.　医師から家族の介護負担軽減のための援助依頼がある	6	(4.2)	14	(9.9)	60	(42.3)	62	(43.7)
b28.　医師から成年後見制度などの権利擁護に関する制度利用の援助依頼がある	10	(7.0)	36	(25.4)	43	(30.3)	53	(37.3)
b29.　医師から経済問題に対する援助の依頼がある	8	(5.6)	43	(30.3)	42	(29.6)	49	(34.5)
b30.　医師から地域生活を支援するための介入（地域の専門機関との連携）依頼がある	7	(4.9)	12	(8.5)	51	(35.9)	72	(50.7)
■受診時の様子に関する情報収集								
b31.　医師に本人の診断結果の受け止め方をどのように認識していたかを確認している	16	(11.3)	56	(39.4)	44	(31.0)	26	(18.3)
b32.　医師に家族の診断結果の受け止め方をどのように認識していたかを確認している	14	(9.9)	49	(34.5)	52	(36.6)	27	(19.0)

表2-3-18 認知症の鑑別診断前における認知症専門医との連携の実践状況 (n=142)

項 目	第一クラスター 平均	第二クラスター 平均	第三クラスター 平均	全体 平均
相談内容の情報共有				
■相談内容の情報共有				
b1. 本人が鑑別診断を受けることを納得しているかについて伝えている	1.452	2.164	2.511	2.063
b2. 鑑別診断に対する家族の要望について伝えている	2.071	2.473	2.800	2.458
b3. なぜ鑑別診断を希望しているか(受診の目的)について伝えている	2.191	2.509	2.778	2.500
b4. 家族の介護力の程度を伝えている	1.691	2.200	2.867	2.261
b5. 本人が現在利用している介護サービスの状況を伝えている	2.238	2.564	2.867	2.563
口頭での情報共有と相談				
■困難事例に関する相談				
b6. BPSDが激しい場合は,入院可能な医療機関への紹介の可能性について協議している	1.762	2.273	2.978	2.345
■受診時期に関する交渉				
b7. 家族の介護負担が大きい場合は,受診の時期を早められないか交渉している	1.929	2.327	2.756	2.345
b8. 本人の症状の程度により,受診の時期を早められないか交渉している	2.024	2.364	2.778	2.394

に着目すると,「b1:本人が鑑別診断を受けることを納得しているかについて伝えている」が最多の9人(6.3%)であった。

　また認知症の鑑別診断後における認知症専門医との連携状況の回答分布(表2-3-17)について「いつも行っている」の回答に着目すると,「b26:他院への入院が必要な場合は,医師から調整依頼がある」が90人(63.4%)と最も多く,次いで「b19:他院への入院が必要な場合は,医師から調整依頼がある」が78人(54.9%)であった。一方「まったく行っていない」の回答に着目すると,「b25:鑑別診断後のかかりつけ医の選定について,医師から相談を受けている」が28人(19.7%)が最も多く,次いで「b15:鑑別診断後のかかりつけ医の選定について,医師に相談している」が23人(16.2%)となっていた。

　認知症の鑑別診断のための認知症専門医との連携の実践状況に関する回答から連携担当者を分類することを目的にクラスター分析を実施した結果,出力されたデンドログラムから3つのクラスターに類型化されると判断した(表2-3-18,表2-3-19,図2-3-6,図2-3-7)。

　第1クラスターは,42人(29.6%)で構成される集団であり,32項目の実践

表2-3-19　認知症の鑑別診断後における認知症専門医との連携の実践状況 (n=142)

項目	第一クラスター 平均	第二クラスター 平均	第三クラスター 平均	全体 平均
医師への確認と相談				
■診断名の確認				
b9. 鑑別診断の結果について，医師に尋ねている	1.000	1.764	2.756	1.852
■受診時の様子の確認				
b10. 医師に本人が診断結果をどのように認識していたかを伝えている	0.643	1.418	2.400	1.500
b11. 医師に家族が診断結果をどのように認識していたかを伝えている	0.738	1.618	2.533	1.648
b12. 本人が診断結果を理解していない場合は，医師へ再度説明を依頼している	0.714	1.782	2.333	1.641
b13. 家族が診断結果を理解していない場合は，医師へ再度説明を依頼している	0.881	2.073	2.533	1.866
■今後の医療の確認				
b14. 治療方針について，医師に尋ねている	1.143	1.800	2.800	1.923
b15. 鑑別診断後のかかりつけ医の選定について，医師に相談している	0.643	1.291	2.644	1.528
b16. 本人が今後の治療方針を理解していない場合は，医師へ再度説明を依頼している	0.762	1.764	2.400	1.669
b17. 家族が今後の治療方針を理解していない場合は，医師へ再度説明を依頼している	0.929	2.000	2.622	1.880
■介護ニーズの確認				
b18. ケアの方針について，医師に尋ねている	1.119	1.727	2.867	1.909
■フォローアップの相談				
b19. 他院への入院が必要と思われた場合は，医師に相談している	1.167	2.273	2.956	2.162
b20. 家族の介護負担軽減のための援助が必要な場合は，医師にその旨を伝えている	1.524	2.309	2.889	2.261
b21. 成年後見制度などの権利擁護に関する制度利用の援助が必要な場合は，医師にその旨を伝えている	1.643	2.182	2.867	1.476
b22. 経済問題に対する援助が必要な場合は，医師にその旨を伝えている	1.476	2.164	2.844	2.176
b23. 地域生活を支援するための介入（地域の専門機関との連携）が必要な場合は，医師にその旨を伝えている	1.786	2.327	2.956	2.366
医師からの情報提供・収集と援助依頼				
■診断名に関する情報提供				
b24. 鑑別診断の結果について，医師から連絡を受けている	0.976	1.673	2.600	1.761
■今後の方針等に関する情報提供				
b25. 鑑別診断後のかかりつけ医の選定について，医師から相談を受けている	0.643	1.255	2.422	1.444
■フォローアップの依頼				
b26. 他院への入院が必要な場合は，医師から調整依頼がある	1.810	2.400	3.000	2.416
b27. 医師から家族の介護負担軽減のための援助依頼がある	1.500	2.273	2.933	2.254
b28. 医師から成年後見制度などの権利擁護に関する制度利用の援助依頼がある	1.286	1.927	2.689	1.979
b29. 医師から経済問題に対する援助の依頼がある	1.286	1.891	2.578	1.930
b30. 医師から地域生活を支援するための介入（地域の専門機関との連携）依頼がある	1.714	2.291	2.933	2.324
■受診時の様子に関する情報収集				
b31. 医師に本人の診断結果の受け止め方をどのように認識していたかを確認している	0.667	1.418	2.578	1.563
b32. 医師に家族の診断結果の受け止め方をどのように認識していたかを確認している	0.762	1.546	2.600	1.648

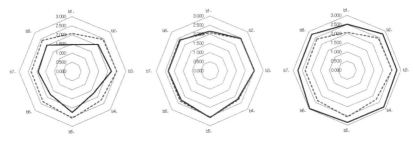

第1クラスター：n=42（29.6％）　　第2クラスター：n=55（38.7％）　　第3クラスター：n=45（31.7％）

図2-3-6 「認知症の鑑別診断前における認知症専門医との連携」の類型化

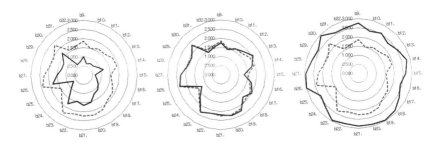

第1クラスター：n=42（29.6％）　　第2クラスター：n=55（38.7％）　　第3クラスター：n=45（31.7％）

図2-3-7 「認知症の鑑別診断後における認知症専門医との連携」の類型化

すべてにおいて集計対象者の全体平均よりも低く，かつ鑑別診断前と比較して鑑別診断後の実践頻度が低い傾向が確認された。また第2クラスターは，全体平均と類似した実践の特徴を呈する55人（38.7％）で構成される集団であり，平均が2点前後に集中していたことから，おおむね本調査で設定した項目に関する実践内容に関して認知症専門医と「まあ実践している」と考えられたが，「b25：鑑別診断後のかかりつけ医の選定について，医師から相談を受けている」や「b31－b32：医師に（本人や家族が）診断結果の受け止め方をどのように認識していたかを確認している」という実践については低値であった。第3クラスターは，45人（31.7％）で構成される集団であり，鑑別診断の前後における認知症専門医との連携実践に関するすべての項目についておおむね全体平均よりも高く，「いつも実践している」傾向にあることが確認された。

　認知症の鑑別診断のための認知症専門医との連携の実践状況により，類型化された3つのクラスター間の連携担当者の基本属性，医療機関の診療体制などによる違いを確認するため，χ^2検定ならびにWelchの検定，およびその効果量の算出を行った。その結果，すべてのクラスター間に有意差は確認されず，著しい差の大きさを表す効果量も確認されなかった（表2-3-20，表2-3-21）。

5．認知症の鑑別診断後におけるフォローアップ支援の実践状況

　認知症の鑑別診断の前後における認知症専門医との連携実践の状況に関する回答分布は，表2-3-22のとおりであった。「いつも行っている」の回答に着目すると，「c41：診断後も相談に応じられることを，家族に伝えている」が最多の88人（65.7％）であり，次いで「c31：介護保険の利用において，自力で手続きなどを行うことができないと判断した場合は，地域包括支援センターなどの専門機関へ介入依頼を行っている」が83人（61.9％）であった。一方「まったく行っていない」の回答に着目すると，「c21：認知症者に対する事故救済制度（賠償責任保険）の加入について，本人または家族に説明している」が80人（59.7％）が最も多く，次いで「c43：診断後の生活状況を確認するため，本人へ連絡を取っている」が42人（31.3％）となっていた。

　認知症の鑑別診断後におけるフォローアップ支援の実践状況に関する回答から連携担当者を分類することを目的にクラスター分析を実施した結果，出力されたデンドログラムから3つのクラスターに類型化されると判断した（表2-3-23，図2-3-8）。

　第1クラスターは，14人（10.4％）で構成される集団であり，44項目の実践すべてにおいて集計対象者の全体平均よりも低く，とりわけ鑑別診断後における「疾病受容に向けた支援（c1－c11）」や「病状変化の確認と対応（c43－c44）」「c37：本人または家族が希望する場合は，介護サービス提供事業所を紹介している」などの実践がほとんど行われていなかった。そして第2クラスターは，鑑別診断後におけるフォローアップ支援の実践傾向として，全体平均とおおむね類似した特徴をもつ84人（62.7％）で構成される集団であったが，「まあ実践している」の基準である2点に平均が満たない実践も少なく，「治療

表2-3-20 認知症の鑑別診断のための認知症専門医との連携の実践状況の類型と基本属性との関連 (n=142)

項目		第一クラスター n=42 (29.6%) 人数 (%)		第二クラスター n=55 (38.7%) 人数 (%)		第三クラスター n=45 (31.7%) 人数 (%)		p値	効果量
性別	男性	13	(31.0)	14	(25.5)	10	(22.2)	0.262※2	0.001※4
	女性	29	(69.0)	41	(74.5)	35	(77.8)		
平均年齢(標準偏差:範囲)		42.0 (7.4:27－59)		42.3 (11.1:24－68)		45.0 (10.1:25－67)		0.175※3	0.002※5
所持資格※1	精神保健福祉士	30	(71.4)	40	(72.7)	34	(75.6)	0.916※2	0.038※4
	社会福祉士	21	(50.0)	31	(56.4)	21	(46.7)	0.614※2	0.083※4
	介護支援専門員	5	(11.9)	13	(23.6)	13	(28.9)	0.136※2	0.165※4
	看護師	9	(21.4)	9	(16.4)	8	(17.8)	0.825※2	0.054※4
雇用形態	常勤専任	30	(71.4)	40	(72.7)	30	(66.7)	0.616※2	0.130※4
	常勤兼任	11	(26.2)	10	(18.2)	11	(24.4)		
	非常勤専任	1	(2.4)	5	(9.1)	3	(6.7)		
	非常勤兼任	0	(0.0)	0	(0.0)	1	(2.2)		
医療機関や福祉施設などに専門職として勤務した通算経験平均月数(標準偏差:範囲)		204.1 (89.5:38－397)		204.2 (119.7:2－543)		226.6 (116.8:18－468)		0.549※3	0.001※5
認知症の鑑別診断を主に担っている診療科の通算担当経験平均月数(標準偏差:範囲)		74.0 (73.7:0－363)		85.7 (76.1:0－291)		75.0 (69.5:0－341)		0.689※3	0.001※5

※1:複数回答
※2:Fisherの正確確率検定 ※3:Welchの検定
※4:Cramer' V ※5:η^2

表2-3-21　認知症の鑑別診断のための認知症専門医との連携の実践状況の類型と医療機関の診療体制との関連 (n=142)

項目		第一クラスター n=42 (29.6%) 人数	(%)	第二クラスター n=55 (38.7%) 人数	(%)	第三クラスター n=45 (31.7%) 人数	(%)	p値	効果量
医療機関の種別	精神科病院	17	(40.5)	20	(36.4)	14	(31.1)		
	地域医療支援病院	9	(21.4)	10	(18.2)	10	(22.2)		
	一般病院	7	(16.7)	10	(18.2)	5	(11.1)		
	一般診療所（クリニック）	3	(7.1)	7	(12.7)	6	(13.3)	0.933[2]	0.125[4]
	特定機能病院	4	(9.5)	4	(7.3)	7	(15.6)		
	精神科診療所（クリニック）	2	(4.8)	4	(7.3)	3	(6.7)		
認知疾患医療センターの委託	指定を受けている	29	(69.0)	29	(52.7)	29	(64.4)	0.242[2]	0.144[4]
	指定を受けていない	13	(31.0)	26	(47.3)	16	(35.6)		
診療科[1]	精神科	26	(61.9)	35	(63.6)	27	(60.0)	0.975[2]	0.031[4]
	もの忘れ外来	19	(45.2)	22	(40.0)	18	(40.0)	0.867[2]	0.049[4]
	脳神経内科	7	(16.7)	15	(27.3)	14	(31.1)	0.259[2]	0.135[4]
	認知症外来	8	(19.0)	8	(14.5)	12	(26.7)	0.309[2]	0.128[4]
	内科	5	(11.9)	7	(12.7)	8	(17.8)	0.718[2]	0.073[4]
	心療内科	4	(9.5)	4	(7.3)	5	(11.1)	0.820[2]	0.056[4]
	脳神経外科	4	(9.5)	1	(1.8)	5	(11.1)	0.113[2]	0.164[4]
	神経科	0	(0.0)	2	(3.6)	4	(8.9)	0.131[2]	0.174[4]
鑑別診断の受診のための事前予約	必要である	38	(90.5)	49	(89.1)	36	(80.0)	0.316[2]	0.133[4]
	必要ではない	4	(9.5)	6	(10.9)	9	(20.0)		
鑑別診断に係る受診のかかりつけ医の紹介状	紹介状が必要である	34	(81.0)	47	(85.5)	32	(71.1)	0.198[2]	0.150[4]
	紹介状は必要ではない	8	(19.0)	8	(14.5)	13	(28.9)		
認知症の鑑別診断の受診予約を行ってから、実際に初診を受けるまでの平均期間（標準偏差：範囲）		20.0 (16.8：0 - 70)		17.9 (19.0：0 - 90)		13.5 (13.1：0 - 60)		0.111[3]	0.001[5]
初診を受けてから、認知症の鑑別診断の結果が出るまでの平均期間（標準偏差：範囲）		14.4 (11.5：0 - 50)		14.4 (11.9：0 - 30)		14.2 (14.0：0 - 60)		0.997[3]	0.001[5]
認知症の鑑別診断の受診予約を行ってから、診断結果が出るまでの平均期間（標準偏差：範囲）		34.4 (19.4：1 - 74)		32.3 (21.5：1 - 120)		27.7 (21.3：0 - 105)		0.305[3]	0.001[5]
病床の有無	病床がある	28	(66.7)	31	(56.4)	27	(60.0)	0.587[2]	0.087[4]
	病床がない	14	(33.3)	24	(43.6)	18	(40.0)		

※1：複数回答　※2：Fisherの正確確率検定　※3：Welchの検定　※4：Cramer' V　※5：η^2

表2-3-22　認知症の鑑別診断後におけるフォローアップ支援の実践状況 (n=134)

項目	まったく行ってない 人数	(%)	あまり行ってない 人数	(%)	だいたい行っている 人数	(%)	いつも行っている 人数	(%)
疾病受容に向けた支援								
■診断・治療に対する受け止め方の確認								
c1.　鑑別診断の結果を本人がどのようにとらえているかを確認している	13	(9.7)	47	(35.1)	39	(29.1)	35	(26.1)
c2.　鑑別診断の結果を家族がどのようにとらえているかを尋ねている	11	(8.2)	36	(26.9)	41	(30.6)	46	(34.3)
c3.　今後の治療方針について本人の理解度を確認している	13	(9.7)	45	(33.6)	41	(30.6)	35	(26.1)
c4.　今後の治療方針について家族の理解度を確認している	11	(8.2)	32	(23.9)	41	(30.6)	50	(37.3)
■認知症の理解に向けた助言								
c5.　診断結果に関する医師からの説明について，本人の理解度に合わせて伝えている	10	(7.5)	26	(19.4)	44	(32.8)	54	(40.3)
c6.　診断結果に関する医師からの説明について，家族の理解度に合わせて伝えている	9	(6.7)	22	(16.4)	44	(32.8)	59	(44.0)
■治療継続に向けた助言								
c7.　抗認知症薬の効能について，本人に説明している	31	(23.1)	53	(39.6)	22	(16.4)	28	(20.9)
c8.　抗認知症薬の効能について，家族に説明している	26	(19.4)	47	(35.1)	27	(20.1)	34	(25.4)
c9.　非薬物療法（対応方法を含む）の重要性について，家族に説明している	10	(7.5)	28	(20.9)	45	(33.6)	51	(38.1)
c10.　今後の治療をお願いする医師との関係づくりについて，本人に助言している	32	(23.9)	47	(35.1)	35	(26.1)	20	(14.9)
c11.　今後の治療をお願いする医師との関係づくりについて，家族に助言している	26	(19.4)	42	(31.3)	39	(29.1)	27	(20.1)
療養生活を支える制度の活用に向けた支援								
■経済面への援助								
c12.　自立支援医療（精神通院医療）に該当する場合は，本人または家族に申請について説明している	10	(7.5)	33	(24.6)	36	(26.9)	55	(41.0)
c13.　特定疾患治療研究事業の対象者には，本人または家族に申請について説明している	37	(27.6)	34	(25.4)	30	(22.4)	33	(24.6)
c14.　自立支援医療（精神通院医療）や特定疾患治療研究事業の2制度以外の医療費助成に関する制度に該当する場合，本人または家族にその情報を適時提供している	21	(15.7)	31	(23.1)	42	(31.3)	40	(29.9)
c15.　健康保険の傷病手当金の支給要件に該当する場合は，本人または家族に申請について説明している	25	(18.7)	39	(29.1)	33	(24.6)	37	(27.6)
c16.　雇用保険の失業給付の受給延長に該当する場合は，本人または家族に申請について説明している	35	(26.1)	39	(29.1)	26	(19.4)	34	(25.4)
c17.　障害年金の受給の可能性がある場合は，本人または家族に申請について説明している	19	(14.2)	26	(19.4)	40	(29.9)	49	(36.6)
c18.　特別障害者手当の受給の可能性がある場合は，本人または家族に申請について説明している	25	(0.0)	47	(1.0)	28	(2.0)	34	(3.0)
■若年性認知症者に対する就労援助								
c19.　若年性認知症者の場合は，就労支援制度について説明している	17	(12.7)	44	(32.8)	34	(25.4)	39	(29.1)
c20.　若年性認知症者で就労支援制度を利用している場合，その関係者と連携を取っている	25	(18.7)	32	(23.9)	35	(26.1)	42	(31.3)
■安心した療養生活のための提案								
c21.　認知症者に対する事故救済制度（賠償責任保険）の加入について，本人または家族に説明している	80	(59.7)	32	(23.9)	14	(10.4)	8	(6.0)
c22.　運転免許の返納について，本人または家族に説明している	7	(5.2)	32	(23.9)	52	(38.8)	43	(32.1)
c23.　財産管理などで困っている場合は，成年後見制度などの権利擁護に関する制度について，本人または家族に説明している	7	(5.2)	27	(20.1)	56	(41.8)	44	(32.8)
■介護ニーズの確認								
c24.　介護サービスの利用に関する意向について，本人に確認している	7	(5.2)	28	(20.9)	49	(36.6)	50	(37.3)
c25.　介護サービスの利用に関する意向について，家族に尋ねている	4	(3.0)	10	(7.5)	45	(33.6)	75	(56.0)
c26.　現在の生活で困っていることについて，本人に確認している	4	(3.0)	23	(17.2)	49	(36.6)	58	(43.3)
c27.　現在の生活で困っていることについて，家族に尋ねている	3	(2.2)	11	(8.2)	40	(29.9)	80	(59.7)

■介護に関する制度の利用援助

c28.	介護保険制度の概要について，本人または家族に説明している	5	(3.7)	6	(4.5)	45	(33.6)	78	(58.2)
c29.	介護保険制度の申請方法について，本人または家族に説明している	4	(3.0)	5	(3.7)	46	(34.3)	79	(59.0)
c30.	介護保険制度の利用方法について，本人または家族に説明している	2	(1.5)	9	(6.7)	43	(32.1)	80	(59.7)
c31.	介護保険の利用において，自力で手続きなどを行うことができないと判断した場合は，地域包括支援センターなどの専門機関へ介入依頼を行っている	6	(4.5)	6	(4.5)	39	(29.1)	83	(61.9)
c32.	精神障害者保健福祉手帳などの障害福祉制度に該当すると思われる場合には，本人または家族に説明している	13	(9.7)	30	(22.4)	47	(35.1)	44	(32.8)

地域資源の活用と連携・協働

■インフォーマルサービスの紹介

c33.	地域で実施している認知症カフェについて，本人または家族に紹介している	22	(16.4)	50	(37.3)	36	(26.9)	26	(19.4)
c34.	認知症の人と家族の会について，本人または家族に紹介している	23	(17.2)	52	(38.8)	34	(25.4)	25	(18.7)

■地域の専門機関との連携・協働

c35.	地域包括支援センターについて，本人または家族に紹介している	6	(4.5)	8	(6.0)	51	(38.1)	69	(51.5)
c36.	本人が単身者の場合，地域包括支援センターへ援助依頼を行っている	9	(6.7)	17	(12.7)	51	(38.1)	57	(42.5)
c37.	本人または家族が希望する場合は，介護サービス提供事業所を紹介している	17	(12.7)	33	(24.6)	28	(20.9)	56	(41.8)
c38.	介護サービスの利用量が少ないと判断された場合は，居宅介護支援事業所へ再アセスメントを依頼している	20	(14.9)	23	(17.2)	45	(33.6)	46	(34.3)
c39.	認知症者や家族が安心して地域で生活できるよう，地域の関係機関と地域づくりを行っている	13	(9.7)	29	(21.6)	49	(36.6)	43	(32.1)

アフターケアの体制整備

■継続的な相談体制

c40.	診断後も相談に応じられることを，本人に伝えている	5	(3.7)	16	(11.9)	36	(26.9)	77	(57.5)
c41.	診断後も相談に応じられることを，家族に伝えている	5	(3.7)	5	(3.7)	36	(26.9)	88	(65.7)
c42.	自院へ通院している場合は，病状変化に応じて医師などの関係職種とその後の援助方針を協議している	13	(9.7)	23	(17.2)	57	(42.5)	41	(30.6)

■病状変化の確認と対応

c43.	診断後の生活状況を確認するため，本人へ連絡を取っている	42	(31.3)	64	(47.8)	15	(11.2)	13	(9.7)
c44.	診断後の生活状況を確認するため，家族へ連絡を取っている	35	(26.1)	53	(39.6)	31	(23.1)	15	(11.2)

表2-3-23　認知症の鑑別診断後におけるフォローアップ支援の実践状況 (n=134)

項　目	第一クラスター 平均	第二クラスター 平均	第三クラスター 平均	全体 平均
疾病受容に向けた支援				
■診断・治療に対する受け止め方の確認				
c1.　鑑別診断の結果を本人がどのようにとらえているかを確認している	0.786	1.500	2.583	1.716
c2.　鑑別診断の結果を家族がどのようにとらえているかを尋ねている	0.786	1.738	2.750	1.910
c3.　今後の治療方針について本人の理解度を確認している	0.857	1.512	2.583	1.731
c4.　今後の治療方針について家族の理解度を確認している	0.929	1.786	2.806	1.970
■認知症の理解に向けた助言				
c5.　診断結果に関する医師からの説明について，本人の理解度に合わせて伝えている	0.571	2.036	2.694	2.060
c6.　診断結果に関する医師からの説明について，家族の理解度に合わせて伝えている	0.643	2.131	2.750	2.142
■治療継続に向けた助言				
c7.　抗認知症薬の効能について，本人に説明している	0.143	1.286	1.972	1.351
c8.　抗認知症薬の効能について，家族に説明している	0.214	1.476	2.111	1.515
c9.　非薬物療法（対応方法を含む）の重要性について，家族に説明している	0.857	1.988	2.556	2.022
c10.　今後の治療をお願いする医師との関係づくりについて，本人に助言している	0.071	1.214	2.056	1.321
c11.　今後の治療をお願いする医師との関係づくりについて，家族に助言している	0.143	1.429	2.194	1.500
療養生活を支える制度の活用に向けた支援				
■経済面への援助				
c12.　自立支援医療（精神通院医療）に該当する場合は，本人または家族に申請について説明している	0.929	1.917	2.667	2.015
c13.　特定疾患治療研究事業の対象者には，本人または家族に申請について説明している	0.357	1.238	2.333	1.440
c14.　自立支援医療（精神通院医療）や特定疾患治療研究事業の2制度以外の医療費助成に関する制度に該当する場合，本人または家族にその情報を適時提供している	0.857	1.488	2.722	1.754
c15.　健康保険の傷病手当金の支給要件に該当する場合は，本人または家族に申請について説明している	0.429	1.310	2.778	1.612
c16.　雇用保険の失業給付の受給延長に該当する場合は，本人または家族に申請について説明している	0.357	1.060	2.750	1.440
c17.　障害年金の受給の可能性がある場合は，本人または家族に申請について説明している	0.929	1.595	2.944	1.888
c18.　特別障害者手当の受給の可能性がある場合は，本人または家族に申請について説明している	0.429	1.202	2.722	1.530
■若年性認知症者に対する就労援助				
c19.　若年性認知症者の場合は，就労支援制度について説明している	0.643	1.476	2.667	1.709
c20.　若年性認知症者で就労支援制度を利用している場合，その関係者と連携を取っている	0.714	1.476	2.611	1.702
■安心した療養生活のための提案				
c21.　認知症者に対する事故救済制度（賠償責任保険）の加入について，本人または家族に説明している	0.000	0.441	1.306	0.627
c22.　運転免許の返納について，本人または家族に説明している	1.071	1.798	2.750	1.978
c23.　財産管理などで困っている場合は，成年後見制度などの権利擁護に関する制度について，本人または家族に説明している	1.214	1.857	2.722	2.022
■介護ニーズの確認				
c24.　介護サービスの利用に関する意向について，本人に確認している	1.000	1.929	2.778	2.060
c25.　介護サービスの利用に関する意向について，家族に尋ねている	1.214	2.452	2.833	2.425
c26.　現在の生活で困っていることについて，本人に確認している	1.143	2.131	2.778	2.202
c27.　現在の生活で困っていることについて，家族に尋ねている	1.357	2.488	2.861	2.470

■介護に関する制度の利用援助					
c28.	介護保険制度の概要について，本人または家族に説明している	1.429	2.429	2.944	2.463
c29.	介護保険制度の申請方法について，本人または家族に説明している	1.571	2.452	2.944	2.493
c30.	介護保険制度の利用方法について，本人または家族に説明している	1.714	2.441	2.944	2.500
c31.	介護保険の利用において，自力で手続きなどを行うことができないと判断した場合は，地域包括支援センターなどの専門機関へ介入依頼を行っている	1.857	2.381	2.972	2.485
c32.	精神障害者保健福祉手帳などの障害福祉制度に該当すると思われる場合には，本人または家族に説明している	1.071	1.643	2.861	1.910
地域資源の活用と連携・協働					
■インフォーマルサービスの紹介					
c33.	地域で実施している認知症カフェについて，本人または家族に紹介している	0.786	1.369	2.056	1.493
c34.	認知症の人と家族の会について，本人または家族に紹介している	0.571	1.345	2.056	1.455
■地域の専門機関との連携・協働					
c35.	地域包括支援センターについて，本人または家族に紹介している	1.714	2.274	2.833	2.366
c36.	本人が単身者の場合，地域包括支援センターへ援助依頼を行っている	1.286	2.107	2.639	2.164
c37.	本人または家族が希望する場合は，介護サービス提供事業所を紹介している	0.429	1.821	2.722	1.918
c38.	介護サービスの利用量が少ないと判断された場合は，居宅介護支援事業所へ再アセスメントを依頼している	0.643	1.714	2.722	1.873
c39.	認知症者や家族が安心して地域で生活できるよう，地域の関係機関と地域づくりを行っている	0.929	1.821	2.500	1.910
アフターケアの体制整備					
■継続的な相談体制					
c40.	診断後も相談に応じられることを，本人に伝えている	1.143	2.357	2.917	2.381
c41.	診断後も相談に応じられることを，家族に伝えている	1.429	2.560	2.944	2.545
c42.	自院へ通院している場合は，病状変化に応じて医師などの関係職種とその後の援助方針を協議している	0.643	1.929	2.472	1.940
■病状変化の確認と対応					
c43.	診断後の生活状況を確認するため，本人へ連絡を取っている	0.214	0.845	1.639	0.993
c44.	診断後の生活状況を確認するため，家族へ連絡を取っている	0.429	1.095	1.722	1.194

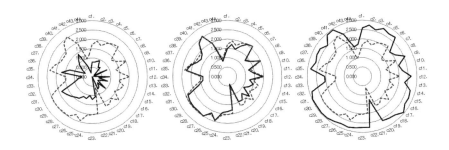

第1クラスター：n=14（10.4％）　　第2クラスター：n=84（62.7％）　　第3クラスター：n=36（26.9％）

図2-3-8 「認知症の鑑別診断後におけるフォローアップ支援の
実践状況」の類型化

継続に向けた助言（c7 − c11）」や「経済面への援助（c12 − 18）」「病状変化の確認と対応（c43 − c44）」などの実践について低い傾向が確認された。第3クラスターは，36人（26.9％）で構成される集団であり，本調査で設定した鑑別診断後のフォローアップ支援に関する32項目のすべてにおいて全体平均よりも高く，その平均が一部項目を除いて「まあ実践している」の水準である2点以上であったが，当該クラスターにおいても「病状変化の確認と対応（c43 − c44）」といった鑑別診断後の状況確認に関する実践については低い傾向にあることが確認された。

　また最後に認知症の鑑別診断後におけるフォローアップ支援の実践状況により，類型化された3つのクラスター間の連携担当者の基本属性，医療機関の診療体制などによる違いを確認するため，χ^2検定ならびにWelchの検定，およびその効果量の算出を行った。その結果，有意差が確認されたのは「認知症の鑑別診断における受診のための事前予約の要否」のみであった（表2-3-24，表2-3-25）。

　「認知症の鑑別診断における受診のための事前予約の要否」では，χ^2検定の結果，有意差が確認され（p=0.003），調整済み残差の値からクラスターの特徴が示された。第3クラスターについては事前予約が「必要でない」と回答した割合が高く，第2クラスターは「必要である」と回答した割合が高いという特徴が示された。またχ^2検定における効果量（Cramer' V）は0.313であり，中程度の差があると考えられた。

第三節　認知症専門医のいる医療機関の連携担当者を対象とした
調査から推測された医療機関の診療体制ならびに
連携担当者の実践すべき援助業務

　本調査では，認知症専門医のいる医療機関の連携担当者が認知症の鑑別診断において実践すべき援助として，診察前の情報収集，受診前後の認知症専門医との連携，診断後のフォローアップ支援の3つの場面に対する実践状況を尋ねたが，いずれの実践内容に対しても「いつも実践している」の回答は決して多

表2-3-24　認知症の鑑別診断後におけるフォローアップ支援の実践状況の類型と基本属性との関連 (n=134)

項目		第一クラスター n=14 (10.4%)		第二クラスター n=81 (62.7%)		第三クラスター n=36 (26.9%)		p値	効果量
		人数	(%)	人数	(%)	人数	(%)		
性別	男性	2	(14.3)	26	(31.0)	13	(36.1)	0.354※2	0.130※4
	女性	12	(85.7)	58	(69.0)	23	(63.9)		
平均年齢（標準偏差：範囲）		44.7 (9.9：27－61)		42.6 (9.5：25－66)		45.0 (10.7：27－73)		0.456※3	0.001※5
所持資格※1	精神保健福祉士	9	(64.3)	55	(65.5)	27	(75.0)	0.548※2	0.092※4
	社会福祉士	7	(50.0)	38	(45.2)	23	(63.9)	0.164※2	0.162※4
	介護支援専門員	2	(14.3)	16	(19.0)	11	(30.6)	0.305※2	0.136※4
	看護師	4	(28.6)	16	(19.0)	3	(8.3)	0.175※2	0.161※4
雇用形態	常勤専任	9	(64.3)	59	(70.2)	26	(72.2)	0.272※2	0.162※4
	常勤兼任	3	(21.4)	20	(23.8)	9	(25.0)		
	非常勤専任	2	(14.3)	5	(6.0)	0	(0.0)		
	非常勤兼任	0	(0.0)	0	(0.0)	1	(2.8)		
医療機関や福祉施設などに専門職として勤務した通算経験平均月数（標準偏差：範囲）		213.5 (111.6：38－363)		207.9 (113.1：2－540)		248.3 (112.8：51－480)		0.217※3	0.001※5
認知症の鑑別診断を主に担っている診療科の通算経験平均月数（標準偏差：範囲）		74.6 (75.7：3－252)		83.4 (71.5：2－363)		84.5 (72.0：0－341)		0.912※3	0.001※5

※1：複数回答
※2：Fisherの正確確率検定　　※3：Welchの検定
※4：Cramer' V　　※5：η^2

表2-3-25　認知症の鑑別診断後におけるフォローアップ支援の実践状況の類型と属性と医療機関の診療体制との関連（n=134）

項目		第一クラスター n=14 (10.4%) 人数	(%)	第二クラスター n=84 (62.7%) 人数	(%)	第三クラスター n=36 (26.9%) 人数	(%)	p値	効果量
医療機関の種別	精神科病院	5	(35.7)	31	(36.9)	10	(27.8)	0.851[2]	0.146[4]
	地域医療支援病院	1	(7.1)	17	(20.2)	9	(25.0)		
	一般病院	3	(21.4)	11	(13.1)	6	(16.7)		
	一般診療所（クリニック）	2	(14.3)	12	(14.3)	4	(11.1)		
	特定機能病院	3	(21.4)	9	(10.7)	4	(11.1)		
	精神科診療所（クリニック）	0	(0.0)	4	(4.8)	3	(8.3)		
認知症疾患医療センターへの委託	指定を受けている	12	(85.7)	48	(57.1)	19	(52.8)	0.084[2]	0.190[4]
	指定を受けていない	2	(14.3)	36	(42.9)	17	(47.2)		
診療科[1]	精神科	8	(57.1)	48	(57.1)	22	(61.1)	0.964[2]	0.036[4]
	もの忘れ外来	5	(35.7)	39	(46.4)	14	(38.9)	0.673[2]	0.084[4]
	脳神経内科	4	(28.6)	23	(27.4)	10	(27.8)	1.000[2]	0.008[4]
	認知症外来	2	(14.3)	15	(17.9)	8	(22.2)	0.793[2]	0.062[4]
	内科	2	(14.3)	11	(13.1)	7	(19.4)	0.665[2]	0.078[4]
	心療内科	2	(14.3)	7	(8.3)	3	(8.3)	0.808[2]	0.064[4]
	脳神経外科	2	(14.3)	4	(4.8)	4	(11.1)	0.191[2]	0.134[4]
	神経科	0	(0.0)	3	(3.6)	3	(8.3)	0.423[2]	0.124[4]
鑑別診断の受診のための事前予約	必要である	13	(92.9) 0.9	77	(91.7) 2.8	24	(66.7) −3.6	0.003[2]	0.313[4]
	必要ではない	1	(7.1) −0.9	7	(8.3) −2.8	12	(33.3) 3.6		
鑑別診断に係る受診のかかりつけ医の紹介状	紹介状が必要である	13	(92.9)	65	(77.4)	24	(66.7)	0.145[2]	0.173[4]
	紹介状は必要ではない	1	(7.1)	19	(22.6)	12	(33.3)		
認知症の鑑別診断の受診予約を行ってから、実際に初診を受けるまでの平均期間（標準偏差：範囲）		18.3	(18.4:0−70)	17.8	(17.5:0−90)	12.5	(15.4:0−60)	0.244[3]	0.001[5]
初診を受けてから、認知症の鑑別診断の結果が出るまでの平均期間（標準偏差：範囲）		15.6	(14.2:0−50)	15.2	(12.0:0−60)	13.1	(12.3:0−45)	0.682[3]	0.001[5]
認知症の鑑別診断の受診予約を行ってから、診断結果が出るまでの平均期間（標準偏差：範囲）		33.9	(22.0:1−70)	33.1	(23.3:1−120)	25.6	(23.2:0−105)	0.264[3]	0.001[5]
病床の有無	病床がある	10	(71.4)	50	(59.5)	19	(52.8)	0.519[2]	0.105[4]
	病床がない	4	(28.6)	34	(40.5)	17	(47.2)		

※1：複数回答　※2：Fisherの正確確率検定　※3：Welchの検定　※4：Cramer' V　※5：η^2

くはなかった。

　鑑別診断のための診察前の情報収集については，クラスター分析における第１クラスターの傾向から，とりわけ鑑別診断に有用な情報収集を家族のみに行うという傾向をもつ連携担当者が約３割いた。認知症の鑑別診断のための受診とは，認知症が疑われる人や家族が今後の人生をどのように送ることができるかを左右する大きな岐路であり，彼らが大きな決断をし，受診に至っているという経緯について，連携担当者が強く意識することが求められる。

　実際，受診時の認知症が疑われる人やその家族の心理状況として，発症後初期段階の場合に，本人は病識がある場合が多く，「認知症と診断されるのが怖い」「どうせ診てもらっても治らない」などと思っている場合が少なくなく[2) 3)]，「認知症かもしれない」と思うからこそ生じる様々な葛藤や不安を抱えている。そして認知症が進行しており，中期以降の場合には本人による病識がない場合が多く，本人が「認知症である」という自覚がないままに，家族などによって受診に連れられ，様々な不安を抱いていることが少なくない。

　一方で家族は，本人の生じた認知症様症状や生活状況の変化を観て，これまでの本人とは異なった様子に違和感を抱き，認知症を疑いながらも，判断ができずに困惑していることが多い。また「認知症は治らない」という諦めの気持ちや「認知症だと思いたくない」「本人を傷つけるかもしれない」といった思いから，悩みながら受診に至っているケースも少なくない。そのため連携担当者には，鑑別診断の診察前から，家族だけでなく，本人を含めた情報収集を行うことをとおして，鑑別診断に有用な客観的な情報を収集するだけでなく，受診に対する不安軽減を図っていくという視点をもって実践をすることが不可欠であるといえる。認知症はその疾患の特性がゆえに，本人の受診に対する期待や不安などのありのままの思いを傾聴することが難しい場合もあるが，連携担当者が可能な限りその思いを評価し，認知症専門による鑑別診断に反映させていくことは，鑑別診断の結果を得ることのみならず，その後の療養生活に向けた援助を円滑に実践するという観点から，関係構築を図っていくために重要である。

　また近年，高齢者人口の著しい増加や平均寿命の伸長などに伴って認知症の

ある人が急増している一方で，それらの医療にあたる認知症専門医の数が少なく，医療機関に最初に受診相談を行ってから，診断結果が出るまでに数か月を要するという状況が常態化しており[4][5]，本調査結果からも鑑別診断にかかる時間の長期化の現状がうかがわれる。加えて認知症を専門とする外来以外では，認知症以外の診療も行われているため，必然的に一人あたりの患者にかけられる診療時間も限られている[6]。

　このような状況の中，認知症の鑑別診断のための診察前の情報収集は，認知症が疑われる人がその状況に応じて適切に鑑別診断のための受診を受け，かつ正確な診断結果と適切な治療につなげるための予診として重要な実践である。具体的には，鑑別診断のための初診を受けることができるまでの期間が長くなっている診療体制において，認知症が疑われる人の症状の程度や状況に応じて，受診の優先度を選別するトリアージを実施する[7][8]ことで，とりわけ症状の重度化や緊急性の高いケースへの早期介入が可能になる。

　加えて，認知症の発症に伴って生じる症状は，本人の生活歴等を反映するため，その症状には本人らしさがあり，「性格の延長線上なのか」あるいは「認知症のなのか」の見極めが難しいという特徴がある。そのため，連携担当者による診察前の情報収集は，認知症専門医が鑑別診断を行う上で重要な手がかりとなり，誤診を防ぐことにもつながるとともに，表2-3-15に示されるとおり，診断結果が出るまでの期間の短縮化が期待できる。

　併せて，鑑別診断のために，より有用な情報を得るためには，連携担当者による正確な情報収集が必要となる。しかし世帯構造の多様化や独居高齢者の増加に伴い，認知症が疑われる人を取り巻く状況を日常的に，十分に把握している家族が不在であることも少なくない。また家族の個別化の傾向が顕著となり，認知症が疑われる人と家族が同居していたとしても，お互いの状況を十分に理解できていないこともあるため，当事者である認知症が疑われる本人に対する情報収集が重要になる。また本人から情報収集する際にその様子を家族が観ることをとおして，家族が本人を取り巻く状況を理解し，かれらに生じる問題を再認識することができるきっかけとなるため，家族が今後の療養生活を支えるためのキーパーソンとして協力体制の構築できる可能性をもつという観点から

も，重要な意義をもつ実践であると考えられる。

　鑑別診断前後における認知症専門医との連携については，クラスター分析の結果，おおむねすべての連携業務を「いつも実践している」と回答した連携担当者は約３割に留まっていた。

　鑑別診断前の認知症専門医との連携について，本調査では主に認知症が疑われる人や家族の鑑別診断のための受診に対する不安や期待から生じる要望や希望，家族の介護状況などに焦点を当てた情報共有と，個別事例に対する対応として受診時期を早めるといったトリアージのための情報共有の実践状況について尋ねたが，その実施割合は高い傾向にあった（表2-3-18）。認知症が疑われる人や家族にとって医師によるサポートは，認知症診療に対する不安軽減に寄与することが報告されており[8]，鑑別診断をきっかけにそれらに対応することは重要であるといえる。また前述のとおり，鑑別診断にあたっては認知症が疑われる人や家族による大きな決断が求められるため，そこに至るまでに認知症が重篤化し，その人の介護を家族が一手に担う場合も多く，家族がうつ状態になったり，家族関係が悪化していることもある[9]。本人を支えるためには，鑑別診断後の生活においても家族の協力が必要不可欠であるため，家族の介護負担を軽減することや，それらによってもたらされた家族関係の変化に対する取り組みが必要であり，介護状況について認知症専門医と情報共有することは欠かすことができない援助であるといえる。

　加えて認知症は進行性の病気であり，発生する症状や生活に与える影響などは多様であるため，認知症が疑われる人の状況に合わせて診療内容を調整することが必要であり，ひいては診察時期を早めるなどの対応が求められる場合もある。とりわけ認知症の発症をきっかけに，いわゆる危機状態にあり，緊急性の高いケースに対しては，早期介入が求められるため，鑑別診断前に認知症専門医とトリアージに係る実践を行うことは重要である。

　また鑑別診断後の認知症専門医との連携については，その実施割合は低値であり，なかでも「診断結果をどのように認識していたかを伝えている（b10-b11）」や「診断結果の受け止め方をどのように認識していたか確認している（b31-b32）」といった診断結果の告知に関する実践が低かった。実際，認知

症に対するスティグマや，認知症と告知されときの本人の心情を気遣うがゆえに，告知に消極的である医師も少なくないことが報告されている。

しかし診断結果の告知とは，単に認知症であることを知らせることだけではなく，それ自体が原因疾患や日常生活における問題やその見通しといった説明から，薬の説明などの一連の治療のプロセスである[6]。そのため認知症と診断された人が主体的に認知症の治療を適切に受けることができるようにするためにも，これらの連携を適切に行うことは必須であると考えられる。また診断結果を早期に告知することは，認知症のある人の権利を守ることにつながり，ひいてはその人らしい今後の療養生活のあり方を自身で考え，そのための支援体制を構築するという，自己決定のための選択肢の獲得につなげることができるようになってきている。そのため，鑑別診断の結果を告知することが，認知症のある人らにもたらす有効性を連携担当者と認知症専門医の双方が改めて認識し，告知を受ける本人や家族の心情に配慮しながら，これに対応することが重要である。

　加えて認知症専門医に期待される役割とは，認知症の鑑別診断や治療だけでなく，認知症や介護などについての相談，知識・情報の提供などがある[10]。そして，認知症と診断された人や家族の療養環境の調整に向けた検討のプロセスに，認知症専門医が参画し，介護保険や成年後見制度，地域支援・介護負担軽減などに関する援助を行うことが求められている[11]。またかかりつけ医と連携・協力し，地域で生活する認知症のある人の生活を支えるための指導を行うことも求められている。そのため，これらの役割を認知症専門医が十全に果たすことができるように促し，認知症のある人や家族が安心して療養生活を送るためにも，鑑別診断後のフォローアップに向けた認知症専門医との連携は欠かすことができないと考えられる。

　鑑別診断後におけるフォローアップ支援については，疾病受容に向けた支援や療養生活を支える制度の活用に向けた支援，地域資源の活用と連携・協働，アフターケアの体制整備の視点から実践状況を尋ねたが，とりわけ「診断後の生活状況を確認するため，本人・家族へ連絡を取っている（c43 − c44）」に関する実践が低値であった。認知症の早期発見・早期受診が国策として推進され

ている現在，鑑別診断に訪れる認知症のある人の病状も軽度の人が多くなり，かつてのように直ちに何らかの介護保険サービスを必要とする人が少なくなってきている。しかしこのような状況は，鑑別診断後から認知症のある人が介護サービスなどの専門職による支援を積極的に必要とするまでの狭間の時間として，いわゆる専門職による支援を受けない「空白期間」を生み，これらが支援の遅れを生じさせ，当事者らにとっての新たな問題となっている[12]。認知症における支援とは，鑑別診断の告知が終わりではなく，認知症のある人や家族にとってはそこからが新たな生活のはじまりである。そして人生における日々の生活は続き，認知症の進行に伴って様々な問題が生じてくることは確実であることからこそ，連携担当者には「空白の期間」を埋めるための支援が必要となる。鑑別診断は，認知症のある人らと必ず直接かかわることができる機会であるがゆえに，連携担当者には認知症のある人の療養生活の維持に向けた見守りと，状況変化に伴う早期介入という視点から，今後ますますこれらの実践が求められていくと考えられる。

　最後に，本調査では認知症専門医のいる医療機関の連携担当者における援助実践に関連する医療機関の診療体制はほとんど明らかとならなかった。しかし一方で，鑑別診断の受診のための事前予約を「必要としない」と回答した連携担当者の方が，鑑別診断後におけるフォローアップ支援の実践が高かったことについては，医療機関の診療体制の柔軟性が関連している可能性が考えられた。前述のとおり，認知症は症状や生活状況に与える影響などは様々であるため，システムに固執することがかえって，その渦中にある本人・家族のニーズに対応することを困難にさせる危険性がある。そのため，連携担当者ならびに医療機関においては，他の診療科とは異なり，時には枠を超え，個別性を考慮したオーダーメイドによる柔軟な対応を展開することができる支援体制を構築することが重要である。

　また鑑別診断は，認知症が疑われる人や家族が適切な治療やケアを受け，自分らしい療養生活に向けた選択肢を増やすことができるといった良好な転機となり得る一方で，そこに至るまでにかかる時間の長期化や不適切な援助はかえって当事者らの不安を増大させ，専門職への不信感を招く危険性もある。鑑

別診断が，単なる病名を告げることではなく，当事者らを取り巻く状況を好転させることができる「意味のある受診」になるように，連携担当者には認知症が疑われる人や家族の視点をもって，歩み寄った援助が期待される。

【引用・参考文献】

1）水本 篤・竹内 理：研究論文における効果量の報告のために ―基礎的概念と注意点―. 英語教育研究. 31：57-66，2008.

2）木村清美，相場健一，小泉美佐子：認知症高齢者の家族が高齢者をもの忘れ外来に受診させるまでのプロセス ―受診の促進と障壁―. 日本認知症ケア学会誌. 10(1)：53-67, 2011.

3）櫻井清美：高齢者を認知症専門外来への受診につなげた嫁の判断と診断後の思い. 日本看護学会論文集 精神看護. 44：78-81，2014.

4）日本イーライリリー株式会社：認知症の診断と治療に関するアンケート調査 調査報告書. 2014.

5）佐藤正之，木田博隆，冨本秀和：アルツハイマー病患者の初診までの期間と初診時認知障害の程度 ―三重大学神経内科における20年間の入院患者での検討―. 臨床と研究. 88(12)：1617-1618，2011.

6）繁田雅弘，河野禎之，安田朝子ほか：専門医を対象とした認知症診療のあり方とその手法に関する面接調査. 老年精神医学雑誌. 23(4)：466-480，2012.

7）内海久美子：認知症疾患医療センターの役割と課題 ―地域連携の実践の立場から―. 老年精神医学雑誌. 21(4)：432-437，2010.

8）植木昭紀，角野美耶子，清水まきほか：高齢者の精神科外来診療の現状と課題 ―クリニックの立場から―. 老年精神医学雑誌. 23(11)：1297-1303，2012.

9）鷲見幸彦：Alzheimer病　介護の現状と問題点 ―認知症介護における医師の役割―. 医学のあゆみ. 220(5)：456-462，2007.

10）中島健二：認知症専門医制度. Medico. 41：1-3，2010.

11）中島健二：認知症専門医制度の現状と将来. 医学のあゆみ. 235(6)：685-688，2010.

12）今村陽子：初期認知症の人の家族に対する支援の重要性 ―家族の心理からの考察―. 認知症ケア学会誌. 19(2)：358-363，2020.

第四章

認知症のある人と家族からみた
医療機関における診断後支援の状況

　前章では，医療機関における診断前後の支援の実施状況について調査を行った結果を述べた。本章では，医療機関における診断後支援に焦点化し，認知症のある人と家族の視点からその実態を明らかにした結果を報告する。具体的には，認知症のある人とその家族を対象に実施した鑑別診断直後（診断日）の対応について量的調査を実施し，医師などの支援の実施の程度や支援の受け方に特徴があるか否かを確認した。認知症のある人やその家族の視点からの確認は，医療機関の診断後支援の質を評価するためにも重要である。また，治療する側とされる側の間には少なからずパターナリズムが存在することから，当事者らの声を代弁することにもつながる重要な調査であるといえる。

第一節　調査研究の概要

1．調査対象者

　調査対象者は，西日本の1府2県に設置されている居宅介護支援事業所ならびに地域包括支援センターを利用している認知症のある人とその家族とした。

　1府2県のうち1府1県は，居宅介護支援事業所全5,663か所と地域包括支援センター全439か所のなかから，系統抽出法により居宅介護支援事業所1,543か所（抽出率30％）と地域包括支援センター115か所（抽出率30％）を選定した。また，1県は，県内の居宅介護支援事業所614か所と地域包括支援センター74か所を対象とした悉皆調査とした。その結果，調査依頼機関は居宅介護支援事業所が計2,157か所，地域包括支援センターが計189か所となった。

２．調査方法

　調査方法は，無記名自記式の質問紙を用いた郵送調査法を採用した。調査に
あたって，居宅介護支援事業所の管理者ならびに地域包括支援センターのセン
ター長に対し，調査の趣旨および倫理的配慮に関して文書で説明を行い，調査
協力への諾否（調査票配付の諾否等）を尋ねた。承諾が得られた場合は，当該
管理者またはセンター長の協力を得て，当該事業所職員を介して利用者である
認知症のある人とその家族に調査の趣旨（目的・内容）および倫理的配慮に関
する事項が記載された調査票等を配付した。記入済の調査票については，プラ
イバシー保護の観点から，回答者（認知症のある人と家族）本人が自ら返信用
封筒に厳封した後，直接研究責任者宛に郵送する方法により回収を行った。な
お，認知症のある人への調査では，認知症により記載することが困難な場合は，
家族が本人から聞き取りながら代筆をすることを可とした。また，調査に関す
る質問や疑義に関しては，調査実施者が適宜応対し，調査期間は2021年10月
〜2022年１月の４か月間であった。

　なお，本調査は2021年９月13日に岡山県立大学倫理審査委員会の審査・承
認を得て実施した（受付番号21-39）。

３．調査内容

　調査票は，認知症のある人とその家族おのおのに回答を求める二部構成とし
た。認知症のある人には属性（性別，年齢），認知症を疑ってから受診するまで
の期間（月数），かかりつけ医等からの鑑別診断の勧めの有無，鑑別診断を行っ
た医療機関，診断名，認知症と診断されてからの期間（月数），認知症の進行遅
延薬の服用の有無，要支援・要介護認定の状況，鑑別診断直後（診断日）に受け
た説明の有無とその必要性などについて尋ねた。一方，その家族には属性（性
別，年齢，認知症のある人からみた続柄，家族内での役割，認知症のある人との
同居の有無），代替介護者の有無，鑑別診断への同行の有無，他の家族の鑑別
診断への同行の有無，生活全体に係る認知症のある人への介護に要する時間の
割合，鑑別診断直後（診断日）に受けた説明の有無とその必要性などを尋ねた。

4．分析方法

　認知症のある人のデータは，鑑別診断直後（診断日）に受けた説明の実施状況については，クラスター分析（Ward法）を用いて類型化した。クラスター数の決定は，出力されたデンドログラムを確認して判断した。クラスター間における属性等の違いは，有意性検定ならびに効果量[1]の算出を行った。また，鑑別診断直後（診断日）に受けた説明の必要性は，「とてもそう思う：2点」「少しそう思う：1点」「そう思わない：0点」と得点化し，その平均点を確認した。認知症のある人の家族も認知症のある人と同様の分析を行った。

　クラスター間における属性等の違いを確認するための有意性検定は，χ^2検定ならびにWelchの検定を行った。有意差が確認された場合の多重比較では，χ^2検定後は調整済み残差を算出し，絶対値が2.0以上を特徴があるものと判断した。一方，Welchの検定後の多重比較ではGames-Howell法を用いた。これらのすべての統計的有意性は5％有意水準とした。

　また，効果量はχ^2検定では2×2の場合（得られたクラスターが2の場合）はϕ，2×2以外の場合（得られたクラスターが3以上の場合）はCramer' Vを算出し，効果量の目安は0.1を小，0.3を中，0.5を大とした。Welchの検定ではη^2，多重比較ではrを算出し，η^2の効果量の目安は0.01を小，0.06を中，0.14を大，rの効果量の目安は0.1を小，0.3を中，0.5を大とした。効果量の算出以外の分析には，統計ソフトはIBM SPSS 27J for Windowsを使用し，効果量は有意差検定で出力された値を基に算出を行った。なお，分析には統計ソフト「IBM SPSS 27J for Windows」を用いた。

第二節　調査結果

　回答は，居宅介護支援事業所計2,157か所のうち35か所，地域包括支援センター計189か所のうち4か所が宛先不明のため返送されたので，最終的な調査依頼機関数は居宅介護支援事業所2,122か所，地域包括支援センター185か所，計2,307か所となった。調査協力の承諾は居宅介護支援事業所147か所，地域

包括支援センター11か所から得られ，調査票配付可能数は，居宅介護支援事業所583世帯，地域包括支援センター39世帯の計622世帯であった。

　622世帯分の調査票を各機関に送付した結果，277世帯（認知症のある人277人，その家族277人，計554人）より返信があった（回収率：44.5％），分析においては，認知症のある人と家族のデータを分別し，おのおのの分析で用いる項目に欠損値のないデータを用いて実施した。

1．認知症のある人を対象とした調査の結果

（1）認知症のある人の属性等の回答分布

　認知症のある人の属性等の回答分布は表2-4-1のとおりであった。性別は女性146人（74.1％），男性51人（25.9％）であり，平均年齢は84.4歳であった。認知症を疑ってから受診するまでの期間は平均15.8か月であり，最も早期に受診をした人は1か月未満（0か月），最も受診まで期間を要した人は120か月となっていた。かかりつけ医等からの勧めにより鑑別診断を受けた人は71人（36.0％）であった。

　鑑別診断を行った医療機関は，認知症疾患医療センターが57人（28.9％）と3割未満であり，認知症疾患医療センター以外の医療機関が107人（54.3％）と半数以上となっていた。鑑別診断を行った医療機関について認知症疾患医療センターであったか否かがわからないと回答した人は33人（16.8％）であった。鑑別診断の結果（診断名）はアルツハイマー型認知症が148人（75.1％）と最も多く，次いで脳血管性認知症が24人（12.2％），レビー小体型認知症が22人（11.2％），前頭側頭型認知症が6人（3.0％），その他が22人（11.2％）となっていた。認知症と診断を受けてからの期間は平均50.4か月であり，最も短かった人が3か月，最も長かった人は240か月を経ていた。また，現在認知症の進行遅延薬を服用している人は142人（72.1％）であった。

　介護保険制度の要支援・要介護認定を受けている人のうち，最も多かったのは要介護2の59人（29.9％）であり，次いで要介護3の53人（26.9％），要介護4の44人（22.3％），要介護5の11人（5.6％），要支援2の9人（4.6％），要支援1と要介護1がおのおの4人（2.9％）となっていた。また，現在要支

表2-4-1　認知症のある人の属性等に関する回答分布（n=197）

項目		人数	（%）
性別	女性	146	（74.1）
	男性	51	（25.9）
年齢	平均84.4歳 （標準偏差：7.1，範囲：50－99）		
認知症を疑ってから 受診するまでの期間	平均15.8か月 （標準偏差：16.7，範囲：0－120）		
かかりつけ医等からの鑑別診断の勧め	あり	71	（36.0）
鑑別診断を行った医療機関	認知症疾患医療センター	57	（28.9）
	認知症疾患医療センター以外	107	（54.3）
	わからない	33	（16.8）
診断名	アルツハイマー型認知症	148	（75.1）
	脳血管性認知症	24	（12.2）
	レビー小体型認知症	22	（11.2）
	前頭側頭型認知症	6	（3.0）
	その他	22	（11.2）
認知症と診断を受けてからの期間	平均50.4か月 （標準偏差：43.7，範囲：3－240）		
認知症の進行遅延薬の服用	あり	142	（72.1）
要支援・要介護認定	要支援1	4	（2.0）
	要支援2	9	（4.6）
	要介護1	4	（2.0）
	要介護2	59	（29.9）
	要介護3	53	（26.9）
	要介護4	44	（22.3）
	要介護5	11	（5.6）
	受けていない	13	（6.6）

※人数の割合（％）に関し，小数点第二位を四捨五入し算出したため100％とならない場合がある．

援・要介護認定を受けていない人が13人（6.6％）であった。

（2）鑑別診断直後（診断日）に受けた説明

　鑑別診断直後（診断日）に受けた説明に関する回答分布は，表2-4-2のとおりであった。医師より受けた説明6項目は，「診断名の説明」が160人（81.2％）と最も多く，次いで「今後の治療内容の説明」の124人（62.9％），「今後の病状がどのように変化していくかの説明」の95人（48.2％），「今後受

診する医療機関の説明」の73人（37.1％），「病状変化があった場合の医療機関への相談方法の説明」の72人（36.5％），「認知症最新医療の状況の説明」の28人（14.2％）となっていた。一方，医療機関の職員より受けた説明10項目は，「認知症治療薬の副作用の説明」の100人（50.8％）が最も多く，次いで「今後必要な介護サービスの種類の説明」の79人（40.1％），「今後相談できる窓口の紹介」の64人（32.5％），「要介護認定の手続きに関する説明」の62人（31.5％），「介護保険制度の説明」の58人（29.4％），「介護サービスの利用にかかる費用の説明」32人（16.2％），「医療費軽減に関する制度の説明」の22人（11.2％），「通院にかかる医療費の説明」の19人（9.6％），「今後進行に伴い利用できるかもしれない，経済面を支援する制度の説明」の13人（6.6％），「障害者手帳の説明」の12人（6.1％）となっていた。

　鑑別診断直後（診断日）に受けた説明の有無の回答から認知症のある人を分

表2-4-2　認知症のある人が鑑別診断直後（診断日）に受けた説明に関する
　　　　　回答分布（n＝197）

	項目	人数	（％）
医師より	診断名の説明	160	(81.2)
	今後の病状がどのように変化していくかの説明	95	(48.2)
	今後の治療内容の説明	124	(62.9)
	病状変化があった場合の医療機関への相談方法の説明	72	(36.5)
	認知症最新医療の状況の説明	28	(14.2)
	今後受診する医療機関の説明	73	(37.1)
医療機関の職員（医師を含む）より	認知症治療薬の副作用の説明	100	(50.8)
	通院にかかる医療費の説明	19	(9.6)
	今後必要な介護サービスの種類の説明	79	(40.1)
	介護保険制度の説明	58	(29.4)
	介護サービスの利用にかかる費用の説明	32	(16.2)
	要介護認定の手続きに関する説明	62	(31.5)
	障害者手帳の説明	12	(6.1)
	医療費軽減に関する制度の説明	22	(11.2)
	今後進行に伴い利用できるかもしれない，経済面を支援する制度の説明	13	(6.6)
	今後相談できる窓口の紹介	64	(32.5)

※複数回答

類することを目的にクラスター分析を実施した結果，出力されたデンドログラムから３つのクラスターに類型化されると判断した（表2-4-3，図2-4-1）。

　第１クラスターは，59人（29.9％）で構成される集団であり，16の説明すべてにおいて全体平均よりも割合が高かった。医師より受けた説明の６項目を確認すると，「診断名の説明」が58人（98.3％）と最も多く，次いで「今後の治療内容の説明」が46人（78.0％），「今後の病状がどのように変化していくかの説明」が40人（67.8％），「今後受診する医療機関の説明」が35人（59.3％），「病状変化があった場合の医療機関への相談方法の説明」が32人（54.2％），「認知症最新医療の状況の説明」が17人（28.8％）となっていた。一方，医療機関の職員より受けた説明10項目を確認すると，「今後必要な介護サービスの種類の説明」が53人（89.8％）と最も多く，次いで「介護保険制度の説明」と「要介護認定の手続きに関する説明」がおのおの52人（88.1％），「今後相談できる窓口の紹介」が46人（78.0％），「認知症治療薬の副作用の説明」が44人（74.6％），「介護サービスの利用にかかる費用の説明」が30人（50.8％），「医療費軽減に関する制度の説明」が19人（32.2％），「通院にかかる医療費の説明」が16人（27.1％），「今後進行に伴い利用できるかもしれない，経済面を支援する制度の説明」が11人（18.6％），「障害者手帳の説明」が10人（16.9％）となっていた。

　第２クラスターは，55人（27.9％）で構成される集団であり，医師からの説明を中心に全体平均よりも割合が高かったものの，医療機関の職員からの説明の多くが全体平均よりも低かった。医師より受けた説明の６項目を確認すると，「診断名の説明」と「今後の治療内容の説明」がおのおの52人（94.5％）で最も多く，次いで「今後の病状がどのように変化していくかの説明」が48人（87.3％），「病状変化があった場合の医療機関への相談方法の説明」が26人（47.3％），「今後受診する医療機関の説明」が20人（36.4％），「認知症最新医療の状況の説明」が8人（14.5％）となっていた。一方，医療機関の職員より受けた説明10項目を確認すると，「認知症治療薬の副作用の説明」が40人（72.7％）と最も多く，次いで「今後必要な介護サービスの種類の説明」が11人（20.0％），「今後相談できる窓口の紹介」が5人（9.1％），「通院にかかる医

表2-4-3　認知症のある人が鑑別診断直後（診断日）に受けた説明の類型化 (n=197)

	項目	第1クラスター n=59 (29.9%)		第2クラスター n=55 (27.9%)		第3クラスター n=83 (42.1%)	
		人数	(%)	人数	(%)	人数	(%)
医師より	診断名の説明	58	(98.3)	52	(94.5)	50	(60.2)
	今後の病状がどのように変化していくかの説明	40	(67.8)	48	(87.3)	7	(8.4)
	今後の治療内容の説明	46	(78.0)	52	(94.5)	26	(31.3)
	病状変化があった場合の医療機関への相談方法の説明	32	(54.2)	26	(47.3)	14	(16.9)
	認知症最新医療の状況の説明	17	(28.8)	8	(14.5)	3	(3.6)
	今後受診する医療機関の説明	35	(59.3)	20	(36.4)	18	(21.7)
	認知症治療薬の副作用の説明	44	(74.6)	40	(72.7)	16	(19.3)
	通院にかかる医療費の説明	16	(27.1)	3	(5.5)	0	(0.0)
医療機関の職員（医師を含む）より	今後必要な介護サービスの種類の説明	53	(89.8)	11	(20.0)	15	(18.1)
	介護保険制度の説明	52	(88.1)	2	(3.6)	4	(4.8)
	介護サービスの利用にかかる費用の説明	30	(50.8)	2	(3.6)	0	(0.0)
	要介護認定の手続きに関する説明	52	(88.1)	2	(3.6)	8	(9.6)
	障害者手帳の説明	10	(16.9)	1	(1.8)	1	(1.2)
	医療費軽減に関する制度の説明	19	(32.2)	0	(0.0)	3	(3.6)
	今後進行に伴い利用できるかもしれない、経済面を支援する制度の説明	11	(18.6)	1	(1.8)	1	(1.2)
	今後相談できる窓口の紹介	46	(78.0)	5	(9.1)	13	(15.7)

※複数回答

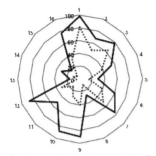

第1クラスター：n=59（29.9%）

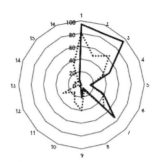

第2クラスター：n=55（27.9%）

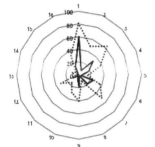

第3クラスター：n=83（42.1%）

1. 診断名の説明
2. 今後の病状がどのように変化していくかの説明
3. 今後の治療内容の説明
4. 病状変化があった場合の医療機関への相談方法の説明
5. 認知症最新医療の状況の説明
6. 今後受診する医療機関の説明
7. 認知症治療薬の副作用の説明
8. 通院にかかる医療費の説明
9. 今後必要な介護サービスの種類の説明
10. 介護保険制度の説明
11. 介護サービスの利用にかかる費用の説明
12. 要介護認定の手続きに関する説明
13. 障害者手帳の説明
14. 医療費軽減に関する制度の説明
15. 今後進行に伴い利用できるかもしれない，経済面を支援する制度の説明
16. 今後相談できる窓口の紹介

※点線は全体平均得点である．

図2-4-1　認知症のある人が鑑別診断直後（診断日）に受けた説明の類型化

療費の説明」が3人（5.5％），「介護保険制度の説明」と「要介護認定の手続きに関する説明」「介護サービスの利用にかかる費用の説明」が各々2人（3.6％），「障害者手帳の説明」と「今後進行に伴い利用できるかもしれない，経済面を支援する制度の説明」がおのおの1人（1.8％）であり，「医療費軽減に関する制度の説明」は0人（0.0％）となっていた。

　そして第3クラスターは，83人（42.1％）で構成される集団であり，16の説明すべてにおいて全体平均よりも割合が低かった。医師より受けた説明の6項目を確認すると，「診断名の説明」が50人（60.2％）と最も多く，次いで「今後の治療内容の説明」が26人（31.3％），「今後受診する医療機関の説明」が18人（21.7％），「病状変化があった場合の医療機関への相談方法の説明」が14人（16.9％），「今後の病状がどのように変化していくかの説明」が7人（8.4％），

「認知症最新医療の状況の説明」が３人（3.6％）となっていた。一方，医療機関の職員より受けた説明10項目を確認すると，「認知症治療薬の副作用の説明」が16人（19.3％）と最も多く，次いで「今後必要な介護サービスの種類の説明」が15人（18.1％），「今後相談できる窓口の紹介」が13人（15.7％），「要介護認定の手続きに関する説明」が８人（9.6％），「介護保険制度の説明」が４人（4.8％），「医療費軽減に関する制度の説明」が３人（3.6％），「障害者手帳の説明」と「今後進行に伴い利用できるかもしれない，経済面を支援する制度の説明」がおのおの１人（1.2％）であり，「通院にかかる医療費の説明」と「介護サービスの利用にかかる費用の説明」がいずれも０人（0.0％）となっていた。

　鑑別診断直後（診断日）に受けた説明の有無により類型化された３つのクラスター間の属性等による違いを確認するため，有意性検定ならびに効果量の算出を行った。有意性検定において，性別，平均年齢，かかりつけ医等からの勧めによる鑑別診断のための受診の有無，鑑別診断を行った医療機関，認知症と診断を受けてからの期間（平均月数），認知症の進行遅延薬の服用の有無，要支援・要介護認定の有無に関しては，有意差は確認されなかった。有意差が確認されたのは，鑑別診断を行った医療機関と認知症を疑って受診するまでの期間のみであった（表2-4-4）。

　鑑別診断を行った医療機関では，χ^2検定の結果，有意差が確認され（p=0.046），調整済み残差よりクラスターの特徴が示された。第１クラスターは認知症疾患医療センター以外の医療機関で鑑別診断を受けた割合が他のクラスターに比して低かったものの，認知症疾患医療センターでの鑑別診断を受けた割合には特徴が見られなかった。また，第３クラスターは認知症疾患医療センター以外の医療機関で鑑別診断を受けた割合が他のクラスターに比して高かった。なお，第２クラスターにおいては，特徴が確認されなかった。これらのχ^2検定における効果量（Cramer' V）は0.157であり，効果は小さいと考えられた。

　認知症を疑って受診するまでの期間では，Welchの検定の結果，有意差が確認され（p=0.040），有意差が確認されたが，Welchの検定の効果量（η^2）は0.033であり，効果は小さいと考えられた。また，多重比較（Games-Howell法）の

表2-4-4　認知症のある人が鑑別診断直後（診断日）に受けた説明の類型と属性との関連（n=226）

項目		第一クラスター n=59（29.9%）		第二クラスター n=55（27.9%）		第三クラスター n=83（42.1%）		p値	効果量
		人数	（%）	人数	（%）	人数	（%）		
性別	男性	44	（74.6）	43	（78.2）	59	（71.1）	0.645※1	0.067※3
	女性	15	（25.4）	12	（21.8）	24	（28.9）		
平均年齢（標準偏差：範囲）		83.2 (7.5：50-98)		85.5 (6.4：67-99)		84.4 (7.1：61-99)		0.154※2	0.019※4
かかりつけ医等からの勧めによる鑑別診断のための受診		23	（39.0）	20	（36.4）	28	（33.7）	0.812※1	0.046※3
鑑別診断を行った医療機関	認知症疾患医療センター	22	（37.3）	17	（30.9）	18	（21.7）	0.046※1	0.157※3
			1.7		0.4		-1.9		
	認知症疾患医療センター以外	23	（39.0）	32	（58.2）	52	（62.7）		
			-2.8		0.7		2.0		
	わからない	14	（23.7）	6	（10.9）	13	（15.7）		
			1.7		-1.4		-0.3		
認知症を疑ってから受診するまでの期間：月数（標準偏差：範囲）		14.4 (12.4：0-60)		12.2 (9.3：0-37) ⌐p=<0.030, r=0.23⌐		19.2 (21.9：0-120)		0.040※2	0.033※4
認知症と診断を受けてからの期間：月数（標準偏差：範囲）		48.5 (42.7：6-198)		55.9 (52.7：6-198)		48.1 (37.7：4-188)		0.547※2	0.006※4
認知症の進行遅延薬の服用		47	（79.7）	41	（74.5）	54	（65.1）	0.143※1	0.140※3
要支援・要介護認定		3.8 (1.6：0-7)		4.0 (1.6：0-7)		4.1 (1.3：0-7)		0.600※2	0.005※4

※1：χ^2検定　※2：Welchの検定　※3：Cramer'V　※4：η^2
鑑別診断を行った医療機関の下段は調整済み残差である。
要支援・要介護認定は「受けていない」：0点」「要支援1：1点」「要支援2：2点」「要介護1：3点」「要介護2：4点」「要介護3：5点」「要介護4：6点」「要介護5：7点」と得点化した。

結果，第2クラスターと第3クラスターの間に有意差が確認された（p=0.030）が，効果量（r）は0.23であり，効果は小さいと考えられた。

（3）鑑別診断直後（診断日）に受けた説明に対する必要性

　鑑別診断直後（診断日）に受けた説明の必要性に関する回答分布は，表2-4-5のとおりであった。医師より受けた説明6項目で平均点が最も高かったのは，「診断名の説明」（1.680点）であり，次いで「今後の治療内容の説明」（1.675点），「今後の病状がどのように変化していくかの説明」（1.645点），「病状変化があった場合の医療機関への相談方法の説明」（1.609点）となっていた。一方，医療機関の職員より受けた説明10項目で平均点が最も高かったのは，「認知症治療薬の副作用の説明」（1.655点）であり，次いで「今後相談できる窓口の紹介」（1.609点），「今後必要な介護サービスの種類の説明」（1.543点），「介護保険制度の説明」（1.503点）となっていた。16項目すべてが1.2点以上となっており，概ね全項目において必要性が高かったと考えられた。

2．認知症のある人の家族を対象とした調査の結果

（1）認知症のある人の家族の属性等の回答分布

　認知症のある人の家族の属性等の回答分布は表2-4-6のとおりであった。性別は女性148人（72.5％），男性56人（27.5％）であり，平均年齢は63.3歳であった。認知症のある人からみた続柄は，子どもが123人（60.3％）と最も多く，次いで配偶者（内縁関係を含む）が49人（24.0％），子どもの配偶者が22人（10.8％），その他の親族が7人（3.4％），孫が2人（1.0％），その他が1人（0.5％）となっていた。家族内での役割は，家事をしている家族が177人（86.8％）と最も多く，次いで就労している家族が98人（48.0％），子育てをしている家族が26人（12.7％），その他が31人（15.2％）となっていた。

　認知症のある人との同居は，同居している家族が128人（62.7％）であり，代替介護者を有している家族は112人（54.9％）であった。

　鑑別診断への同行をした家族は180人（88.2％）であり，他の家族の同行があった家族は71人（34.8％）であった。

表2−4−5　認知症のある人の鑑別診断直後（診断日）に受けた説明の必要性に関する回答分布（n=197）

	項目	とてもそう思う 人数	(%)	少しそう思う 人数	(%)	そう思わない 人数	(%)	全体平均
医師より	診断名の説明	145	(73.6)	41	(20.8)	11	(5.6)	1.680
	今後の病状がどのように変化していくかの説明	137	(69.5)	50	(25.4)	10	(5.1)	1.645
	今後の治療内容の説明	141	(71.6)	48	(24.4)	8	(4.1)	1.675
	病状変化があった場合の医療機関への相談方法の説明	130	(66.0)	57	(28.9)	10	(5.1)	1.609
	認知症最新医療の状況の説明	119	(60.4)	58	(29.4)	20	(10.2)	1.503
	今後受診する医療機関の説明	112	(56.9)	70	(35.5)	15	(7.6)	1.492
	認知症治療薬の副作用の説明	141	(71.6)	44	(22.3)	12	(6.1)	1.655
医療機関の職員（医師を含む）より	通院にかかる医療費の説明	89	(45.2)	85	(43.1)	23	(11.7)	1.335
	今後必要な介護サービスの種類の説明	122	(61.9)	60	(30.5)	15	(7.6)	1.543
	介護保険制度の説明	114	(57.9)	68	(34.5)	15	(7.6)	1.503
	介護サービスの利用にかかる費用の説明	97	(49.2)	71	(36.0)	29	(14.7)	1.345
	要介護認定の手続きに関する説明	115	(58.4)	56	(28.4)	26	(13.2)	1.452
	障害者手帳に関する制度の説明	86	(43.7)	80	(40.6)	31	(15.7)	1.279
	医療費軽減に関する制度の説明	112	(56.9)	65	(33.0)	20	(10.2)	1.467
	今後進行に伴い利用できるかもしれない、経済面を支援する制度の説明	113	(57.4)	62	(31.5)	22	(11.2)	1.462
	今後相談できる窓口の紹介	135	(68.5)	47	(23.9)	15	(7.6)	1.609

※人数の割合（%）に関し、小数点第二位を四捨五入し算出したため100％とならない場合がある。
※全体平均は、「とてもそう思う」：2点、「少しそう思う」：1点、「そう思わない」：0点 とした場合の平均得点である。

表2-4-6 認知症のある人の家族の属性等に関する回答分布（n=204）

項目		人数	（%）
性別	女性	148	(72.5)
	男性	56	(27.5)
年齢	平均63.3歳 （標準偏差：11.2，範囲：28 - 92）		
認知症のある人からみた 続柄	配偶者（内縁関係を含む）	49	(24.0)
	子ども	123	(60.3)
	子どもの配偶者	22	(10.8)
	孫	2	(1.0)
	その他の親族	7	(3.4)
	その他	1	(0.5)
家族内での役割 （複数回答）	就労している	98	(48.0)
	子育てをしている	26	(12.7)
	家事をしている	177	(86.8)
	その他	31	(15.2)
認知症のある人との同居の有無	同居	128	(62.7)
代替介護者の有無	あり	112	(54.9)
鑑別診断への同行の有無	同行	180	(88.2)
他の家族の鑑別診断への同行の有無	同行	71	(34.8)
認知症を疑ってから 受診するまでの期間	平均16.6か月 （標準偏差：18.0，範囲：0 - 120）		
かかりつけ医等からの 鑑別診断の勧め	あり	77	(37.7)
鑑別診断を行った 医療機関	認知症疾患医療センター	63	(30.9)
	認知症疾患医療センター以外	105	(51.5)
	わからない	36	(17.6)
認知症と診断を受けてからの 期間	平均50.9か月 （標準偏差：43.1，範囲：1 - 240）		
生活全体に係る認知症のある人 への介護に要する時間の割合	平均43.3％ （標準偏差：24.1，範囲：0 - 100）		

※人数の割合（%）に関し，小数点第二位を四捨五入し算出したため100％とならない場合がある．

　認知症を疑ってから受診するまでの期間は平均16.6か月であり，最も早期に受診をした人は1か月未満（0か月），最も受診まで期間を要した人は120か月となっていた。かかりつけ医等から鑑別診断の勧めがあったのは77人（37.7％）であった。

　鑑別診断を行った医療機関は，認知症疾患医療センターが63人（30.9％）と

約3割であり，認知症疾患医療センター以外の医療機関が105人（51.5％）と半数以上となっていた。また，鑑別診断を行った医療機関について認知症疾患医療センターであったか否かがわからないと回答した人は36人（17.6％）であった。

　認知症と診断を受けてからの期間は平均50.9か月であり，最も短かった人が1か月，最も長かった人は240か月を経ていた。

　生活全体に係る認知症のある人への介護に要する時間の割合は平均43.3％であった。

（2）鑑別診断直後（診断日）に受けた説明

　鑑別診断直後（診断日）に受けた説明に関する回答分布は，表2-4-7のとおりであった。医師より受けた説明6項目は，「診断名の説明」が176人（85.9％）と最も多く，次いで「今後の治療内容の説明」の139人（67.8％），

表2-4-7　認知症のある人の家族が鑑別診断直後（診断日）に受けた説明に
　　　　　関する回答分布（n=204）

	項目	人数	（％）
医師より	診断名の説明	176	(85.9)
	今後の病状がどのように変化していくかの説明	116	(56.6)
	今後の治療内容の説明	139	(67.8)
	病状変化があった場合の医療機関への相談方法の説明	83	(40.5)
	認知症最新医療の状況の説明	40	(19.5)
	今後受診する医療機関の説明	75	(36.6)
医療機関の職員（医師を含む）より	認知症治療薬の副作用の説明	115	(56.1)
	通院にかかる医療費の説明	22	(10.7)
	今後必要な介護サービスの種類の説明	83	(40.5)
	介護保険制度の説明	66	(32.2)
	介護サービスの利用にかかる費用の説明	32	(15.6)
	要介護認定の手続きに関する説明	78	(38.0)
	障害者手帳の説明	18	(8.8)
	医療費軽減に関する制度の説明	31	(15.1)
	今後進行に伴い利用できるかもしれない，経済面を支援する制度の説明	18	(8.8)
	今後相談できる窓口の紹介	67	(32.7)

※複数回答

「今後の病状がどのように変化していくかの説明」の116人（56.6％），「病状変化があった場合の医療機関への相談方法の説明」の83人（40.5％），「今後受診する医療機関の説明」の75人（36.6％），「認知症最新医療の状況の説明」の40人（19.5％）となっていた。一方，医療機関の職員より受けた説明10項目は，「認知症治療薬の副作用の説明」の115人（56.1％）が最も多く，次いで「今後必要な介護サービスの種類の説明」の83人（40.5％），「要介護認定の手続きに関する説明」の78人（38.0％），「今後相談できる窓口の紹介」の67人（32.7％），「介護保険制度の説明」の66人（32.2％），「介護サービスの利用にかかる費用の説明」32人（15.6％），「医療費軽減に関する制度の説明」の31人（15.1％），「通院にかかる医療費の説明」の22人（10.7％），「今後進行に伴い利用できるかもしれない，経済面を支援する制度の説明」と「障害者手帳の説明」がおのおの18人（8.8％）となっていた。

　鑑別診断直後（診断日）に受けた説明の有無の回答から認知症のある人の家族を分類することを目的にクラスター分析を実施した結果，出力されたデンドログラムから3つのクラスターに類型化されると判断した（表2-4-8，図2-4-2）。

　第1クラスターは，90人（44.1％）で構成される集団であり，16の説明すべてにおいて全体平均よりも割合が低かった。医師より受けた説明の6項目を確認すると，「診断名の説明」が65人（72.2％）と最も多く，次いで「今後の治療内容の説明」が38人（42.2％），「今後の病状がどのように変化していくかの説明」が26人（28.9％），「病状変化があった場合の医療機関への相談方法の説明」が3人（3.3％），「認知症最新医療の状況の説明」と「今後受診する医療機関の説明」が各々2人（2.2％）となっていた。一方，医療機関の職員より受けた説明10項目を確認すると，「認知症治療薬の副作用の説明」が34人（37.8％）と最も多く，次いで，「要介護認定の手続きに関する説明」が13人（14.4％），「今後必要な介護サービスの種類の説明」が11人（12.2％），「介護保険制度の説明」が5人（5.6％），「今後相談できる窓口の紹介」が4人（4.4％），「介護サービスの利用にかかる費用の説明」と「障害者手帳の説明」「医療費軽減に関する制度の説明」が各々2人（2.2％），「今後進行に伴い利用

表2-4-8　認知症のある人の家族が鑑別診断直後（診断日）に受けた説明の類型化（n=204）

	項目	第1クラスター n=90 (44.1%) 人数	(%)	第2クラスター n=51 (25.0%) 人数	(%)	第3クラスター n=63 (30.9%) 人数	(%)
医師より	診断名の説明	65	(72.2)	51	(100.0)	60	(95.2)
	今後の病状がどのように変化していくかの説明	26	(28.9)	39	(76.5)	51	(81.0)
	今後の治療内容の説明	38	(42.2)	48	(94.1)	53	(84.1)
	病状変化があった場合の医療機関への相談方法の説明	3	(3.3)	39	(76.5)	41	(65.1)
	認知症最新医療の状況の説明	2	(2.2)	13	(25.5)	25	(39.7)
	今後受診する医療機関の説明	2	(2.2)	33	(64.7)	40	(63.5)
	認知症治療薬の副作用の説明	34	(37.8)	33	(64.7)	48	(76.2)
	通院にかかる医療費の説明	0	(0.0)	4	(7.8)	18	(28.6)
	今後必要な介護サービスの種類の説明	11	(12.2)	10	(19.6)	62	(98.4)
	介護保険制度の説明	5	(5.6)	1	(2.0)	60	(95.2)
医療機関の職員（医師を含む）より	介護サービスの利用にかかる費用の説明	2	(2.2)	0	(0.0)	30	(47.6)
	要介護認定の手続きに関する説明	13	(14.4)	7	(13.7)	58	(92.1)
	障害者手帳の説明	2	(2.2)	1	(2.0)	15	(23.8)
	医療費軽減に関する制度の説明	2	(2.2)	0	(0.0)	29	(46.0)
	今後進行に伴い利用できるかもしれない、経済面を支援する制度の説明	1	(1.1)	0	(0.0)	17	(27.0)
	今後相談できる窓口の紹介	4	(4.4)	17	(33.3)	46	(73.0)

※複数回答

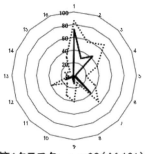

第1クラスター：n=90（44.1%）

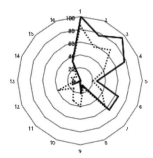

第2クラスター：n=51（25.0%）

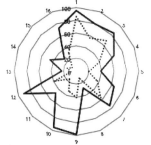

第3クラスター：n=63（30.9%）

1. 診断名の説明
2. 今後の病状がどのように変化していくかの説明
3. 今後の治療内容の説明
4. 病状変化があった場合の医療機関への相談方法の説明
5. 認知症最新医療の状況の説明
6. 今後受診する医療機関の説明
7. 認知症治療薬の副作用の説明
8. 通院にかかる医療費の説明
9. 今後必要な介護サービスの種類の説明
10. 介護保険制度の説明
11. 介護サービスの利用にかかる費用の説明
12. 要介護認定の手続きに関する説明
13. 障害者手帳の説明
14. 医療費軽減に関する制度の説明
15. 今後進行に伴い利用できるかもしれない，経済面を支援する制度の説明
16. 今後相談できる窓口の紹介

※点線は全体平均得点である.

図2-4-2　認知症のある人の家族が鑑別診断直後（診断日）に受けた説明の類型化

できるかもしれない，経済面を支援する制度の説明」が1人（1.1％），「通院にかかる医療費の説明」が0人（0.0％）となっていた。

　第2クラスターは，51人（25.0％）で構成される集団であり，医師からの説明を中心に全体平均よりも割合が高かったものの，医療機関の職員からの説明の多くが全体平均よりも低かった。医師より受けた説明の6項目を確認すると，「診断名の説明」が51人（100.0％）と最も多く，次いで「今後の治療内容の説明」が48人（94.1％），「今後の病状がどのように変化していくかの説明」と「病状変化があった場合の医療機関への相談方法の説明」がおのおの39人（76.5％），「今後受診する医療機関の説明」が33人（64.7％），「認知症最新医療の状況の説明」が13人（25.5％）となっていた。一方，医療機関の職員より受けた説明10項目を確認すると，「認知症治療薬の副作用の説明」が33人

（64.7％）と最も多く，次いで，「今後相談できる窓口の紹介」が17人（33.3％），「今後必要な介護サービスの種類の説明」が10人（19.6％），「要介護認定の手続きに関する説明」が7人（13.7％），「通院にかかる医療費の説明」が4人（7.8％），「介護保険制度の説明」と「障害者手帳の説明」がおのおの1人（2.0％），「介護サービスの利用にかかる費用の説明」と「医療費軽減に関する制度の説明」「今後進行に伴い利用できるかもしれない，経済面を支援する制度の説明」が0人（0.0％），となっていた。

　そして第3クラスターは，63人（30.9％）で構成される集団であり，16の説明すべてにおいて全体平均よりも割合が高かった。医師より受けた説明の6項目を確認すると，「診断名の説明」が60人（95.2％）と最も多く，次いで「今後の治療内容の説明」が53人（84.1％），「今後の病状がどのように変化していくかの説明」が51人（81.0％），「病状変化があった場合の医療機関への相談方法の説明」が41人（65.1％），「今後受診する医療機関の説明」が40人（63.5％），「認知症最新医療の状況の説明」が25人（39.7％）となっていた。一方，医療機関の職員より受けた説明10項目を確認すると，「今後必要な介護サービスの種類の説明」が62人（98.4％）と最も多く，次いで，「介護保険制度の説明」が60人（95.2％），「要介護認定の手続きに関する説明」が58人（92.1％），「認知症治療薬の副作用の説明」が48人（76.2％），「今後相談できる窓口の紹介」が46人（73.0％），「介護サービスの利用にかかる費用の説明」が30人（47.6％），「医療費軽減に関する制度の説明」が29人（46.0％），「通院にかかる医療費の説明」が18人（28.6％）「今後進行に伴い利用できるかもしれない，経済面を支援する制度の説明」が17人（27.0％），「障害者手帳の説明」が15人（23.8％），となっていた。

　鑑別診断直後（診断日）に受けた説明の有無により類型化された3つのクラスター間の属性等による違いを確認するため，有意性検定ならびに効果量の算出を行った。有意性検定において，性別，平均年齢，認知症のある人からみた続柄，家族内での役割，認知症のある人との同居の有無，代替介護者の有無，鑑別診断への同行の有無，認知症と診断を受けてからの期間（平均月数），鑑別診断を行った医療機関，鑑別診断を受けてからの期間，生活全体に係る認知

症のある人への介護に要する時間の割合に関しては，有意差は確認されなかった。有意差が確認されたのは，かかりつけ医等からの鑑別診断の勧めの有無であった（表2-4-9）。

　かかりつけ医等からの鑑別診断の勧めの有無では，χ^2検定の結果，有意差が確認され（p=0.023），調整済み残差よりクラスターの特徴が示された。第1クラスターは，かかりつけ医等からの鑑別診断の勧めがなかった割合が他のクラスターに比して高かった。また，第3クラスターは，かかりつけ医等からの鑑別診断の勧めがあった割合が他のクラスターに比して高かった。第2クラスターにおいては，特徴が確認されなかった。これらのχ^2検定における効果量（Cramer' V）は0.193であり，効果は小さいと考えられた。

（3）鑑別診断直後（診断日）に受けた説明に対する必要性

　鑑別診断直後（診断日）に受けた説明の必要性に関する回答分布は，表2-4-10のとおりであった。医師より受けた説明6項目で平均点が最も高かったのは，「診断名の説明」（1.838点）であり，次いで「今後の治療内容の説明」（1.789点），「今後の病状がどのように変化していくかの説明」（1.765点），「病状変化があった場合の医療機関への相談方法の説明」（1.770点）となっていた。一方，医療機関の職員より受けた説明10項目で最も高かったのは，「認知症治療薬の副作用の説明」（1.755点）であり，次いで「今後相談できる窓口の紹介」（1.667点），「今後必要な介護サービスの種類の説明」（1.613点）となっていた。16項目すべてが1.3点以上となっており，概ね全項目において必要性が高かったと考えられた。

表2-4-9　認知症のある人の家族が鑑別診断直後（診断日）に受けた説明の類型と属性との関連　（n=204）

項目		第1クラスター n=90 (44.1%)	第2クラスター n=51 (25.0%)	第3クラスター n=63 (30.9%)	p値	効果量
性別	女性	70　(77.8)	37　(72.5)	41　(65.1)	0.223※1	0.121※3
	男性	20　(22.2)	14　(27.5)	22　(34.9)		
平均年齢（標準偏差：範囲）		63.8(11.3:40-91)	62.7(11.1:28-92)	63(11.4:41-87)	0.833※2	0.002※4
認知症のある人からみた続柄	配偶者（内縁関係を含む）	23　(25.6)	10　(19.6)	16　(25.4)	0.882※1	0.112※3
	子ども	53　(58.9)	31　(60.8)	39　(61.9)		
	子どもの配偶者	8　(8.9)	8　(15.7)	6　(9.5)		
	孫	1　(1.1)	1　(2.0)	0　(0.0)		
	その他の親族	4　(4.4)	1　(2.0)	2　(3.2)		
	その他	1　(1.1)	0　(0.0)	0　(0.0)		
家族内での役割（複数回答）	就労している	41　(45.6)	28　(54.9)	29　(46.0)	0.526※1	0.079※3※
	子育てをしている	11　(12.2)	7　(13.7)	8　(12.7)	0.967※1	0.018※3
	家事をしている	76　(84.4)	46　(90.2)	55　(87.3)	0.619※1	0.069※3
	その他	11　(12.2)	10　(19.6)	10　(15.9)	0.494※1	0.083※3
認知症のある人との同居の有無	同居	49　(54.4)	38　(74.5)	41　(65.1)	0.054※1	0.169※3
代替介護者の有無	あり	51　(56.7)	32　(62.7)	29　(46.0)	0.184※1	0.129※3
鑑別診断への同行の有無	同行	75　(83.3)	46　(90.2)	59　(93.7)	0.132※1	0.141※3
他の家族の鑑別診断への同行の有無	同行	26　(28.9)	19　(37.3)	26　(41.3)	0.261※1	0.115※3
認知症を疑ってから受診するまでの期間（標準偏差：範囲）		16.3(19.2:0-120)	16.9(17.1:0-72)	16.6(17.3:1-96)	0.985※2	<0.001※4
かかりつけ医等からの鑑別診断の勧め	あり	25　(27.8) -2.6	21　(41.2) 0.6	31　(49.2) 2.3	0.023※1	0.193※3
	なし	65　(72.2) 2.6	30　(58.8) -0.6	32　(50.8) -2.3		
鑑別診断を行った医療機関	認知症疾患医療センター	23　(25.6)	18　(35.3)	22　(34.9)	0.183※1	0.124※3
	認知症疾患医療センター以外	55　(61.1)	23　(45.1)	27　(42.9)		
	わからない	12　(13.3)	10　(19.6)	14　(22.2)		
認知症と診断を受けてからの期間：月数（標準偏差：範囲）		46.0(40.1:1-240)	59.6(50.4:2-180)	50.9(40.4:6-198)	0.255※2	0.016※4
生活全体に係る認知症のある人への介護に要する時間の割合		44.3(23.5:5-100)	42.6(26.4:0-100)	42.5(23.4:5-90)	0.877※2	0.001※4

※1：χ²検定　　※2：Welchの検定
※3　Cramer' V　　※4　η²
かかりつけ医等からの鑑別診断の勧めの下段は調整済み残差である.

表2-4-10　認知症のある人の家族の鑑別診断直後（診断日）に受けた説明の必要性に関する回答分布（n=204）

項目		とてもそう思う 人数	(%)	少しそう思う 人数	(%)	そう思わない 人数	(%)	全体平均
医師より	診断名の説明	175	(85.8)	25	(12.3)	4	(2.0)	1.838
	今後の病状がどのように変化していくかの説明	163	(79.9)	34	(16.7)	7	(3.4)	1.765
	今後の治療内容の説明	166	(81.4)	33	(16.2)	5	(2.5)	1.789
	病状変化があった場合の医療機関への相談方法の説明	160	(78.4)	41	(20.1)	3	(1.5)	1.770
	認知症最新医療の状況の説明	145	(71.1)	47	(23.0)	12	(5.9)	1.652
	今後受診する医療機関の説明	147	(72.1)	46	(22.5)	11	(5.4)	1.667
	認知症治療薬の副作用の説明	159	(77.9)	40	(19.6)	5	(2.5)	1.755
	通院にかかる医療費の説明	109	(53.4)	83	(40.7)	12	(5.9)	1.476
医療機関の職員（医師を含む）より	今後必要な介護サービスの種類の説明	136	(66.7)	57	(27.9)	11	(5.4)	1.613
	介護保険制度の説明	126	(61.8)	65	(31.9)	13	(6.4)	1.554
	介護サービスの利用にかかる費用の説明	115	(56.4)	69	(33.8)	20	(9.8)	1.466
	要介護認定の手続きに関する説明	136	(66.7)	54	(26.5)	14	(6.9)	1.598
	障害者手帳の説明	103	(50.5)	75	(36.8)	26	(12.7)	1.378
	医療費軽減に関する制度の説明	128	(62.7)	61	(29.9)	15	(7.4)	1.554
	今後進行に伴い利用できるかもしれない、経済面を支援する制度の説明	127	(62.3)	60	(29.4)	17	(8.3)	1.539
	今後相談できる窓口の紹介	145	(71.1)	50	(24.5)	9	(4.4)	1.667

※人数の割合（％）に関し、小数点第二位を四捨五入し算出したため100％とならない場合がある。
※全体平均点は、「とてもそう思う：2点」「少しそう思う：1点」「そう思わない：0点」とした場合の平均得点である。

第三節　認知症のある人と家族からみた医療機関に望まれる
　　　　診断後支援

　本調査の結果，医療機関における診断後支援は，認知症のある人や家族が必要と回答しているにもかかわらず，いずれの説明や対応に対しても決して多く実施されてはなかった。医師の説明は6項目について尋ねたが，最も高かった項目は「診断名の説明」であったものの，100％実施されているわけではなかった。

　認知症の告知について須田[2] は，診断された段階で早期に情報開示することが，当事者の権利を守ることにつながるといった考え方が主流になりつつある現状を認めつつも，わが国では認知症に対するスティグマや認知症を支える社会構造の問題ゆえに告知が難しい状況にあると述べている。またAbeら[3] は，プライマリケア医を対象に半構造化面接を行った結果，告知の考え方には個人差があり，当事者の気持ちを気遣い，認知症の進行が緩やかであることを理由に告知に否定的であった医師がいたことを報告している。

　このように告知に消極的な意見が述べられている一方で，両者とも今後の手掛かりとなる意見や結果も提示している。たとえば須田[2] が述べている「認知症を支える社会構造の問題」とは，認知症介護の負担が家族を中心に課せられるという問題を指しているが，診断後に家族を含めた社会的支援の説明とその活用のための助言，そして支援が実施されることによりこの問題が軽減される可能性があると考えられる。さらにAbe[3] らは，告知を行っている医師は当事者と家族とともにコミュニケーションをとっていたと述べており，告知の方法やその前提となる関係性の構築に解決の手掛かりがあることを示唆している。これらの知見から考えるならば，医師が当事者の権利を守るといった視点に立った告知の方法を習得するとともに，他の医療機関の職員とともに当事者や家族を支える社会資源との接合を積極的に実施していくことが重要といえる。

　当事者や家族を支える社会資源は，本調査では医療機関の職員による介護や経済面に関する対応について尋ねているが，その実施割合は低値であった。な

かでも「今後進行に伴い利用できるかもしれない，経済面を支援する制度の説明」は，認知症のある人には6.6％，その家族には8.8％の実施にとどまっていた。竹本[4]は，経済問題が起こす最悪の負の転帰として介護殺人・介護心中を取り上げ，認知症のある人が継続して在宅療養を行うには，認知症の進行を見据えた先行き不安を解消するための経済支援が必要であることを指摘している。さらに，居宅介護支援事業所の介護支援専門員を対象とした調査の結果から，介護支援専門員へ支援を依頼する前段階，すなわち認知症の診断を行う医療機関が，まず支援を行うべきであると述べている。生活支援を含めた全人的な認知症支援の実施が医療機関に求められているといえる。

また，本調査では認知症疾患医療センターとそれ以外の医療機関の間に違いが確認されなかった。認知症疾患医療センターの診断後支援のあり方に関しては，認知症介護研究・研修仙台センターが平成30年度老人保健健康増進等事業において，家族支援を中心にその内容や方法を詳細に示している[5]。また，2021（令和3）年の「認知症施策等総合支援事業の実施について」の一部改正[6]により，認知症疾患医療センターには診断後等支援機能が明記され，積極的な実施が期待されているところである。しかしながら，本調査で明らかになったのは，診断後支援の実施状況において，認知症疾患医療センターが他の医療機関よりも実施できているとはいえないという事実である。

認知症疾患医療センターの前身である老人性認知症疾患センターは，1989（平成元）年に創設されたが，2006年に実施された「老人性認知症疾患センター活動状況調査」[7]により，業務として示されていた認知症疾患の①専門医療相談，②鑑別診断・治療方針選定，③救急対応，④個別患者の処遇に関わる関係機関との調整，⑤地域保健医療福祉関係者への技術援助等を十分に実施できているセンターが少数であったことが判明し，国庫補助金としての委託金が廃止となった黒歴史がある[8]。認知症疾患医療センターが認知症支援において重要な機関であるか否かが今後問われるものと考える。しかしながら，認知症疾患医療センターのなかには受診時から診断後支援まで，医療のみならず心理・社会面にも配慮した綿密な支援を実施している機関もある[9]。認知症疾患医療センターでなければできない支援が全センターで展開されることが求めら

れる。

　最後に，本調査では認知症のある人と家族のいずれも約４割の人が，診断後支援16項目についてほとんど受けなかったと回答していたことも明らかとなった。認知症のある人や家族にとって人生の岐路ともいえる大事な機会に医療機関はどうあるべきなのか，診療報酬に規定されていないから実施しなくてもよいのか，今一度医療は誰のためのものなのかという原点に立ち戻って考えてほしいと願わざるを得ない結果といえる。

【引用・参考文献】

1）水本 篤・竹内 理：研究論文における効果量の報告のために ―基礎的概念と注意点―. 英語教育研究. 31：57-66，2008.

2）須田史朗：巻頭言 認知症の告知を受けることはどのような意味があるか. 老年精神医学雑誌. 31（9）：907-908, 2020.

3）Abe M, Tsunawaki S, Matsuda M, et al.: Perspectives on disclosure of the dementia diagnosis among primary care physicians in Japan: a qualitatively driven mixed methods study. BMC family practice, 23;20(1):69. doi: 10.1186/s12875-019-0964-1, 2019.

4）竹本与志人：認知症のある人への経済支援 ―介護支援専門員の能力向上のために―. 法律文化社，2022.

5）認知症介護研究・研修仙台センター：Ｑ＆Ａでわかる 診断後の認知症の人とその家族の支援方法. 平成30年度老人保健健康増進等事業：認知症の人の家族等介護者への効果的な支援のあり方に関する研究事業.
（https://www.mhlw.go.jp/content/12300000/000520666.pdf, 2022.8.7）

6）厚生労働省老健局長：認知症疾患医療センター運営事業実施要綱.
（https://www.nisseikyo.or.jp/gyousei/tsuuchi/images/2021/210405/210405-05.pdf, 2022.8.7）

7）浅野弘毅・小山明日香・立森久照・ほか：認知症患者に対する精神科医療のあり方に関する研究. (1)老人性認知症疾患センターの今後のあり方について. 平成18年度厚生労働科学研究費補助金こころの健康科学研究事業：精神保健医療福祉の改革ビジョンの成果に関する研究（主任研究者 竹島正）総括・分担研究報告書，203-220，2007.

8）粟田主一：地域における認知症疾患医療センターの役割. 日本老年医学会雑誌. 46（3）：203-206, 2009.

9）柳渡彩香・内海久美子・福田智子・ほか：軽度認知障害（MCI）および認知症の診断告知直後における本人・家族の心理的変化と満足度調査. 老年精神医学雑誌. 31（11）：1211-1224，2020.

> コラム ③
> **認知症に関する知識の尺度**

　筆者らは，過去に認知症が疑われる高齢者を発見した際に，専門機関へ援助要請するなどの援助行動を生起される要因の探索を行ってきた。その一連の研究のなかで，援助行動が生起する前段階として認知症のある人に対する態度が存在し，その態度には認知症に関する知識が関連していることを突き止めた。そして，その知識を測定する尺度の開発を行った[1]。

　認知症に関する知識の尺度は，10項目で構成されている（コラム②表-1）。この尺度を用いて，認知症のある人の家族[2]や地域住民[1]，民生委員[3]，居宅介護支援事業所の介護支援専門員[4]，地域包括支援センターの専門職[5]を対象に調査を行った。有意性検定は認知症のある人の家族を基準に1サンプルのt検定を実施し（有意水準5％），統計ソフトはSPSS Statistics 27J for Windowsを用いた。

　分析の結果は，コラム②図-1のとおりである[2]。平均得点が最も低かったのは民生委員であり，最も高かったのは居宅介護支援事業所の介護支援専門員であった。認知症のある人の家族の知識は，地域住民や民生委員との間には有意差が確認されなかったが，居宅介護支援事業所の介護支援専門員や地域包括支援センターの専門職との間には確認された。しかしながら，平均得点は1点程度の差であり，大きな差とはいえないと考えられた。今後はどの項目に正誤の特徴がみられるかの確認が必要ではあるものの，専門職と非専門職との間に大きな差がみられないことは，認知症の早期発見において大きな課題であるといえるのではないだろうか。

【引用・参考文献】
1）三上舞・中尾竜二・堀川涼子・ほか：地域住民を対象とした認知症に関する知識尺度の検討．社会医学研究．34（2）：35-44，2017.
2）竹本与志人・杉山 京・多田美香：認知症者の家族における認知症に関する知識の状況．第22回日本認知症ケア学会大会，2021.
3）竹本与志人・杉山 京・神部智司：民生委員を対象とした認知症に関する知識尺度の構成概念妥当性の検討．老年社会科学．41（1）：18-27，2019.
4）倉本亜優未・谷口将太・杉山 京・ほか：居宅介護支援事業所の介護支援専門員を対象とした認知症に関する知識尺度の検討．岡山県立大学保健福祉学部紀要．25（1）：65-73，2019.
5）杉山京・竹本与志人：地域包括支援センター専門職における認知症に関する知識尺度の構成概念妥当性の検討．第20回日本認知症ケア学会大会，2019.

コラム③表−1　認知症に関する知識尺度

以下の認知症に関するそれぞれの説明文について，あなたの考えに最も近い番号ひとつに○印をつけてください。
※説明文の内容が正しいと感じた場合には「4. そう思う」に，誤っていると感じた場合には「1. そう思わない」に○印をつけてください。わからない場合には，あなたの考えに最も近い番号に○印をつけてください。

質問項目	回答欄			
	1. そう思わない	2. あまり思わない	3. ややそう思う	4. そう思う
1．精神安定剤などの向精神薬を飲むことによって，認知症の症状が悪化してしまうこともある	1	2	3	4
2．認知症の治療は，入院治療が中心である	1	2	3	4
3．認知症の人への適切な接し方で認知症の症状を和らげることができる	1	2	3	4
4．認知症は遺伝なので治療法はない	1	2	3	4
5．精神安定剤などの向精神薬は認知症に投薬されることはない	1	2	3	4
6．もの忘れ以外にも，認知症の症状はたくさんある	1	2	3	4
7．認知症の診断には，心理検査（あるいは認知機能検査）が役立つ	1	2	3	4
8．認知症で精神科には受診できない	1	2	3	4
9．認知症か否かを症状だけで推測するのは不十分である	1	2	3	4
10．手足のふるえやこわばりなどを伴う認知症がある	1	2	3	4

得点化：得点化は，質問項目により異なる。
　質問項目1，3，6，7，9，10は「そう思う」と回答した場合のみに1点を与える。
　質問項目2，4，5，8は「そう思わない」と回答した場合にのみ1点を与える。
　※10点満点の尺度である。
参考：三上舞・中尾竜二・堀川涼子・ほか：地域住民を対象とした認知症に関する知識尺度の検討．社会医学研究．34（2）：35-44，2017.

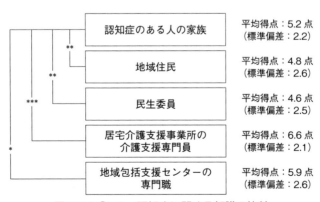

	平均得点
認知症のある人の家族	平均得点：5.2 点（標準偏差：2.2）
地域住民	平均得点：4.8 点（標準偏差：2.6）
民生委員	平均得点：4.6 点（標準偏差：2.5）
居宅介護支援事業所の介護支援専門員	平均得点：6.6 点（標準偏差：2.1）
地域包括支援センターの専門職	平均得点：5.9 点（標準偏差：2.6）

図コラム③−1　認知症に関する知識の比較

竹本与志人・杉山 京・多田美佳：認知症者の家族における認知症に関する知識の状況．第22回日本認知症ケア学会大会，2021．図を修正
　　　　　*：p＜0.05，***：p＜0.001，n.s.：not significant

終　章

認知症が疑われる人に対する受診・受療援助の実践モデルの検討

　本研究の目的は，認知症が疑われる人が発症初期段階で早期に受診・受療が可能となることをねらいに，認知症専門医のいる医療機関の診療体制と連携担当者による受診・受療援助の実態を解明し，社会福祉の視点から診断・治療が円滑になるためのソーシャルワーク実践モデルを開発することであった。一連の調査研究の結果で明らかになったのは，①認知症が疑われる人（調査時には認知症のある人）やその家族は，医療機関側に診断や治療のみならず不安の受け止めや介護の方法，そして診断後の経済支援をも含んだ全人的な対応を求めていたこと，②地域包括支援センターは医療機関の連携担当者に対して診断前後ともに受診・受療援助への期待が高かったものの，実際に受けている援助の実施割合は高くなかったこと，③医療機関の連携担当者の受診・受療援助において自院の診療体制（調査で設定した項目に限る）と関連は確認できなかったこと，④認知症疾患医療センターの設置の有無による診断後支援の実施割合には顕著な違いは確認されず，加えて診断後支援における療養生活の構築に向けたリンケージやリファー，認知症の進行を見据えた経済支援の実施は低値であったことなどであった。本章では，一連の研究の成果を手掛かりに考案した実践モデルについて述べることとする。

第一節　本研究におけるソーシャルワーク実践モデルとは何か

　一連の研究結果を踏まえ，本研究におけるソーシャルワーク実践モデルを，「認知症専門医のいる医療機関において，ソーシャルワークを主業とする精神保健福祉士等の連携担当者が認知症専門医等の院内の専門職と協議しながら，認知症が疑われる人やその家族にとって，意味のある受診の機会を設けるとと

もに，認知症と診断された人やその家族，そして彼らを支援する（あるいは支援をする可能性のある）院外の専門機関や専門職と連携・協働し，意義のある療養生活の実現に向けたリンケージやリファー，アフターケアを社会福祉の視点から行うための実践モデル」と定義を行った。モデルに関しては，事象や状況に対する把握・理解のための枠組みという捉え方があるが[1]，ここでは視点やアプローチについても言及し，接近法に近い形で述べたい。

　この定義の中で述べている「意味のある受診の機会」とは，今後の人生を送るために有用な岐路としての機会を指している。第二部の第四章で述べたが，認知症を疑ってから受診・診断に至るまで，平均約15〜16か月を要していた。この間に認知症が疑われる人と家族は不安や否認，絶望など様々な負の感情の渦のなかで悩み苦しみ，ある程度認知症であろうという確信が高まった段階で受診に至っているものと思われる。そして認知症と診断されれば，今後の人生の見通しがつかなくなり，混乱することになるのである。このような経過と状況に対して，鑑別診断は人生に終止符を打つ機会ではなく，認知症とともにどのように人生を歩んでいくかを考える，「新たな人生設計を行う機会」になることが求められる。それを実現するためには，まずは認知症が疑われる人や家族が認知症と診断された衝撃から新たな人生を構築する心情へ切り替えられることが重要であり，そのためには，他者による相当の支援が必要である。本章では，新たな人生設計の起点となる鑑別診断の前後における援助内容とその過程について詳細に述べることとする。

　また，本モデルの定義の後半に述べた「意義のある療養生活の実現に向けたリンケージとリファー，アフターケア」とは，新たな生活の創設とその維持のために，認知症と診断された人や家族の医療・介護ニーズと支援可能な人や機関をつなぐ（リンケージ）あるいは支援そのものを移行し（リファー），そして症状の変化や生活の危機などの際には再度援助が提供できる保証を行う（アフターケア）ことを意味している。認知症支援において，医療機関側の援助は0になることはない。リファーした場合にもリファー先の人や機関を介して医療・介護ニーズのモニタリングを実施しながら再アセスメントをし，援助の再開に向けた休眠状態が続くのである。これらの援助には，ソーシャルワークの

様々なアプローチが必要であり，また，アレンジあるいは統合した形での展開も求められる。

　本章では，以上述べた定義に従い，援助の視点と方法について，①鑑別診断前におけるソーシャルワーク実践モデル，②鑑別診断時におけるソーシャルワーク実践モデル，③鑑別診断後におけるソーシャルワーク実践モデルの3つの時期に分け，論じることとする。

第二節　鑑別診断前におけるソーシャルワーク実践モデル

　鑑別診断前においては，認知症が疑われる人に生じている様々な症状と認知症が疑われる人や家族が苦悩する認知症様症状の双方に視点を置いた情報収集を行い，認知症専門医等と連携しながら認知症が疑われる人や家族が信頼・安心して診察を受けることができるよう，受診態勢をオーダーメイドすることが援助の目標となる。

1．鑑別診断に向けた治療状況や認知症様症状に関する情報収集

　この段階でまず必要な情報収集は，認知症が疑われる人に生じている様々な症状と認知症が疑われる人や家族の苦悩に視点を置いた情報収集（認知症のある人に焦点を当てつつ，家族をひとつの単位として捉えた，システムとしての苦悩の情報収集）である。具体的には次のような内容が挙げられる。

①　認知症が疑われる人や家族に受診に至った経緯について確認する。

　認知症が疑われる人本人が受診を希望しているのか，それとも家族が勧めたのか，あるいは他者などから受診を勧められたのかなどについて尋ねる。その際には，疑うようになった（疑われるようになった）エピソードについても確認する。

②　認知症が疑われる人や家族に認知症が疑われる人の現病歴を尋ねる。

　認知症が疑われる人や家族に対して，治療中の病気の有無と病名，通院状況，服薬状況などを尋ねる。治療中の場合は，かかりつけ医との関係性や診療情報提供書の発行が可能か否かについても確認する。

③　認知症が疑われる人や家族に認知症が疑われる人の既往歴を尋ねる。

　認知症が疑われる人や家族に対して，過去に罹ったことのある病気とその年齢，受診していた医療機関などについて尋ねる。その際には治癒したのか，あるいは治療中断なのかについても確認する。また，過去に認知症の診断を受けたことがあるか否かについても確認する。

④　認知症が疑われる人や家族が苦悩している症状の有無とその程度，症状の始まり（きっかけあるいは出来事等）について確認する。

　頭痛や睡眠障害など認知症が疑われる人自身が苦悩している症状，また，家族が苦悩している症状を分けて確認する。家族以外の近隣住民などからの苦情などが寄せられている場合は，その原因となる症状についても尋ねる。さらに，症状が発生する以前に転倒などの出来事がある場合は，その状況についても確認する。

⑤　認知症が疑われる人や家族が苦悩している症状と同様の症状がある（あった）血縁関係の人の存在を尋ねる。

　同様の症状がある（あった）血縁関係の人がいる場合は，病名や治療の状況などについて確認する。これは遺伝要因の有無を検討するための情報収集である。

⑥　認知症が疑われる人や家族の受診に対する不安の有無とその内容について確認する。

　認知症が疑われる人や家族が受診を行うことに何らかの不安を抱いている場合は，各々にどのようなことが不安なのかを具体的に尋ねる。

⑦　認知症が疑われる人や家族の受診に対する期待の有無とその内容について確認する。

　認知症が疑われる人や家族が受診に対し，何らかの期待を持っていた場合は，各々にその内容を尋ねる。これは，認知症が疑われる人や家族の受診行動を生起させた要因の確認である。

⑧　認知症が疑われる人や家族に中核症状やBPSDに対する自覚症状（家族には他覚症状）を確認する。

　④と類似しているが，この場面では連携担当者が一連の情報収集のなかで認

知症の中核症状あるいはBPSDではないかと推測した症状に限定し，そのことに対する認識を認知症が疑われる人と家族各々に尋ねる。

⑨ 認知症が疑われる人や家族が自覚症状（家族には他覚症状）により日常生活で困っていること，日常生活の変化について確認する。

　これも④と類似しているが，この場面ではADLに加え，服薬や金銭管理能力，買い物，調理，整理整頓，身支度などといったIADL（Instrumental Activities of Daily Living：手段的日常生活動作）について，症状が起きる前と比較して変化がないか，それにより生活に支障が生じていないかなどについて尋ねる。また，一人暮らしの人の場合は，屋内（あるいは居室内）の整理整頓できているか，同じ物ばかりを購入していないか，冷蔵庫の中に賞味期限切れのものが多くないかなどを確認する。さらに，就労中の人の場合は，業務の内容やその支障の程度，業種ゆえに使用している薬剤などについて尋ねる。車の運転をしている人の場合は，事故や違反の有無やその時期なども確認する。

　これらの情報収集は，問診2)に近い行為であることから，構造化面接になりやすい。前述したように，認知症が疑われる人や家族は受診を決断するまで，長い期間悩み，そして決心して相談に訪れることから，不安軽減のための傾聴を中心とした対話がまず求められる。認知症が疑われる人や家族は不安を語りながらも，その不安に援助者がどう反応しているか（してくれるか，してくれているか）を観察している。この場面では，まずは信頼関係を構築することを目指し，受診相談のために来所したことに対する労いから面接を開始し，情報収集においては半構造化面接となるよう考慮することが求められる。

　また，受診相談の場合，認知症が疑われる人のみ，あるいは家族のみといったケースもあれば，両者が同時に来所するケースもある。両者が同時に来所した場合は，合同面接を行うべきか，分けて面接を行うべきかを判断する必要がある。それは，双方の認識が異なっている場合があり，お互いの思いや認識を伝え合うことで認知症が疑われる人と家族の関係が険悪化することがあるからである。また，なかには別々に面接を行うことにより，家族の知らない認知症が疑われる人自身の気持ちを聴くことができ3)，仲介することにより，家族間

の結束を強化できる場合もある。このように連携担当者には，初対面で家族関係をある程度見抜く力が求められるが，手順としてはまず合同面接を実施し，両者のコミュニケーションの状況を観察し，どのような面接形態が最も良いかを判断するとよい。Epstein らは家族機能の理論モデルである McMaster Model[4] を開発しているが，その下位概念のひとつに意思疎通（Communication）という機能を設定している。この機能の良否は，家族間で良いことも悪いことも言語で伝えられているか否かで判断する。このような家族機能に関する理論は面接形態を判断する指標にもなるため，連携担当者が習得しておくべき知識のひとつといえる。

　一方，認知症が疑われる人のみが来所した場合は，認知症様症状の詳細が十分に把握できない場合がある。また，家族のみが来所した場合には，その家族の主観が含まれた情報であることにも注意が必要である。前者の認知症が疑われる人のみの場合（ひとり暮らし）は，本人の了解を得て鑑別診断までに地域包括支援センターなどの専門機関にリンケージして客観的情報を収集し，可能な限り受診時の同席を依頼することも必要である。後者の場合，BPSD が顕著で家族の介護負担が大きい場合は，認知症初期集中支援チームへのリファーも必要となることがある。

　他方，これらの情報収集する項目は，認知症が疑われる人のできない（できなくなった）ことに視点を置く内容で構成されており，認知症が疑われる人や家族に認知症様症状を実際以上に重く捉えさせ，現状や将来を深刻に考えさせることにもつながりかねない。そのため，できる（できている）ことについても多く尋ねることが求められる。また，これらはストレングス評価にもつながる。

　以上の鑑別診断に向けた治療状況や認知症様症状に関する情報収集を図式化すると，図終-1のような展開過程になると考えられる。

2．認知症が疑われる人や家族を取り巻く社会関係に関する情報収集

　認知症が疑われる人や家族を取り巻く社会関係に関する情報収集では，次のような内容が挙げられる。
① 認知症が疑われる人の生活歴（出身地や学歴，職歴，結婚歴，趣味などを

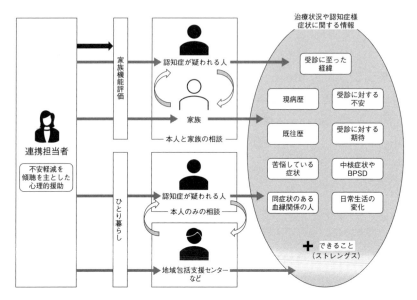

図終-1　鑑別診断に向けた治療状況や認知症様症状に関する情報収集　筆者作成

　含む）を尋ねる。

　認知症が疑われる人や家族には，認知症とは関連がない個人情報に踏み込んだ情報収集と捉えられる可能性があるため，その意図を明確にしたうえで行う。具体的には，前項の情報収集で推測されたBPSDを解釈するための必要な情報に限って確認することが望ましいといえる。

② 認知症が疑われる人の家族構成を尋ねる。

　同居・別居を問わず，認知症が疑われる人の家族構成について確認する。この情報収集についても，主介護者を支える人（代替介護者）の探索や認知症が疑われる人の発言のなかで登場する特定の家族を把握するなど，①と同様に意図を明確にしたうえで行うことが望ましい。

③ 認知症が疑われる人の家族構成の変化について尋ねる。

　認知症が疑われる人のBPSDの出現と家族構成の変化との関連を確認しながら尋ねる。また，家族構成の変化による家族機能の変容の有無の評価のためにも確認する。

④　認知症が疑われる人と家族との関係性について尋ねる。

　認知症が疑われる人のBPSDの出現に関係していると思われる家族成員の有無とその関係性を確認する。その際には認知症様症状発生前後での関係性の変化などについても尋ねる。

⑤　認知症が疑われる人の現在の社会関係を尋ねる。

　認知症が疑われる人が交流している家族以外の人の有無と交流の程度について確認する。この場合も④と同様にBPSDの出現に関係していると考えられる他者の存在の有無や認知症様症状発生前後での関係性の変化などについても尋ねる。

⑥　主介護者である家族の現在の社会関係を尋ねる。

　認知症が疑われる人の主介護者が交流している家族以外の人の有無と交流の程度のほか，その関係性が主介護者の介護負担感の軽減につながっているか否か，介護負担感を高めていないか否かについても確認する。

⑦　認知症が疑われる人や家族に関わっている専門機関あるいは専門職の状況について尋ねる。

　認知症が疑われる人や家族に既に関わっている専門機関あるいは専門職が存在する場合は，かれらが受診を勧めた理由，認知症が疑われる人や家族の支援を担当することになった経緯，専門機関あるいは専門職の支援に対する期待などを確認する。

　①は認知症が疑われる人のBPSDとの関連を探るために参考になる情報である。また，②〜④は家族機能を分析するための項目である。BPSDは認知症の中核症状の進行とともにその内容は変化していくものの，MCIの段階でも確認できる[5]。その背景には家族の適切ではないコミュニケーション方法やケアの状況があるともいわれており[5]，特に家族のコミュニケーションは，アルツハイマー型認知症において攻撃性との関連が指摘されていることから[6]，看過できない機能である。認知症に関する家族の知識不足により適切なコミュニケーションをとることができず，BPSDの発生により家族関係が悪化している場合は，BPSDの発生メカニズムについて理解が可能となるよう情報提供する

ことも必要となる。また，家族機能は主介護者である家族の介護負担感を高める要因でもあり[7]～[10]，かつ在宅療養を困難にする予測要因である点[11]にも注視する必要がある。さらに①～④は，家族構造や家族機能を可視化して把握しやすくするジェノグラムの作成にも重要な情報となる。

⑤～⑦は今後の援助により変化するソーシャル・サポート・ネットワークを可視化するエコマップの作成に役立つ情報である。エコマップを経時的に作成することにより，援助の評価が可能となるため重要な情報源といえる。また，家族外の人間関係によるBPSDへの影響や認知症が疑われる人や家族のワーカビリティを評価するうえでも役立つといえる。

以上の認知症が疑われる人や家族を取り巻く社会関係に関する情報収集を図式化すると，図終-2のような展開過程になると考えられる。

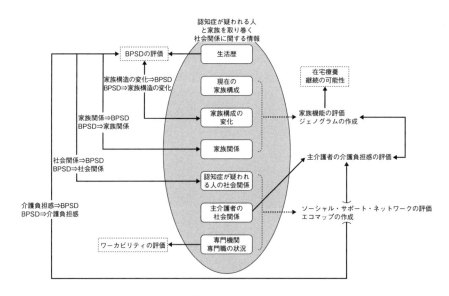

図終-2　当事者らを取り巻く社会関係に関する情報収集　筆者作成

3. 鑑別診断のための受診に向けた医師との連携

　鑑別診断のための受診に向けた医師との連携では，次のような内容が挙げられる。

① 　認知症が疑われる人や家族からの「治療状況や認知症様症状に関する情報」を医師に伝える。

② 　「認知症が疑われる人や家族を取り巻く社会関係に関する情報」とそれに対する連携担当者の評価を医師に伝える。

③ 　認知症が疑われる人や家族に関わっている専門機関あるいは専門職からの情報を収集し，医師に伝える。

④ 　①と②，③を資料に，医師と緊急性の有無や受診時期，受診予約の時間帯などを協議する。

⑤ 　受診まで一定以上の期間を要する場合には，定期的に認知症が疑われる人や家族の状態を確認し，その内容により医師と受診の時期を協議するとともに他機関へのリファーを検討する。

　認知症が疑われる人や家族から得た①と②の情報は主観的な情報が多いことから，各々に既に関わりを持っている専門機関や専門職にも照会し，客観的な情報も入手したうえで医師と協議を行うことが求められる。なお，医師との協議においては，情報提供のみを行うのではなく，連携担当者が行った評価も伝え，多面的な情報等を基盤に協議を行うことが重要である。

　また，協議の結果，受診までに期間を要する場合は，既に専門機関等より支援を受けているケースであれば連絡を密にとり，支援を受けている専門機関等がないケースであれば，認知症が疑われる人や家族の了解を得て地域包括支援センターや居宅介護支援事業所等と連絡をとり，状況の再評価や支援の実施を依頼することも必要になる。これらの連携により収集した情報を医師に伝えた結果，早期の受診・受療が必要と判断された場合，あるいは受診日まで待つことのできないほど家族が介護に疲弊しているなどの場合は，受診の時期を早める，あるいは早期に受診可能な医療機関へリファー等を行うこととなる。

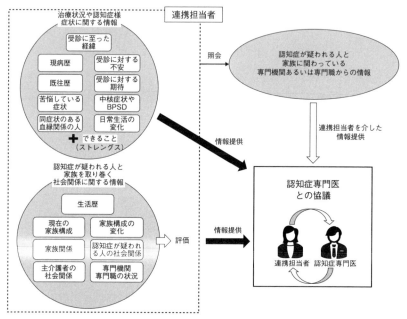

図終-3　鑑別診断のための受診に向けた医師との連携　筆者作成

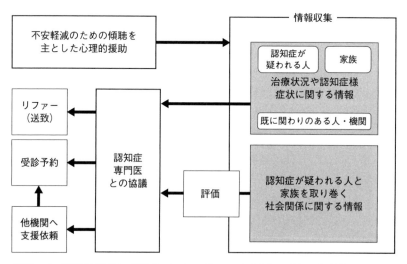

図終-4　鑑別診断前におけるソーシャルワーク実践モデルの全体像　筆者作成

以上の鑑別診断のための受診に向けた医師との連携を図式化すると，図終−3のような展開過程になると考えられる。また，以上の鑑別診断前におけるソーシャルワーク実践の全体像を図式化すると，図終−4のようになると考えられる。

第三節　鑑別診断時におけるソーシャルワーク実践モデル

鑑別診断時の告知などの場面において，認知症が疑われる人や家族の苦悩が医師に伝わるとともに医師からの説明や助言が，認知症が疑われる人や家族に理解されるよう，代弁機能と通訳機能を担うことでインフォームド・コンセントの質の向上を図ること，そしてインフォームド・コンセント後の認知症が疑われる人や家族の心理状況の評価と心理的援助を行うことが目標となる。

1．鑑別診断時における代弁機能と通訳機能

鑑別診断時における代弁機能と通訳機能とは，医師と認知症が疑われる人や家族の双方のコミュニケーションが円滑化するための方法であり，技術である。具体的には，両者が理解し得る共通言語と共通概念を用いて，双方向のコミュニケーションを活性化させるのである。

Szaszら[12]は，医師と患者の関係について，能動—受動型（Activity - Passivity Model），指導—協力型（Guidance - Cooperation Model），相互参加型（Mutual - Participation Model）の３つのモデルを示している。インフォームド・コンセントが重視されるようになった今日では，相互参加型が望ましい関係といえるものの[13]，何らかの方法論がなければその関係を遂行していくことは困難である。石川[14]は，医療者と患者との間で両者が情報を提供・共有し，希望の治療について合意を形成するステップを踏むことにより治療の合意に達するShared Decision Making[15][16]を提案しており，相互参加型の関係を実現するために有用なモデルであると考える。しかしながら，意思決定を共有するこのモデルが，意思決定に支援を要する認知症のある人にどこまで援用できるか，そして家族が介在することの多い診療場面で，このモデル

が遂行可能かについては検討の余地がある。他方，成本[17] は認知症のある人の意思決定支援には能力評価が欠かせないと述べ，その評価に有用な手法としてMacCAT-T（MacArthur Competence Assessment Tool-Treatment）[18] の利用を提案している。これは，治療の選択肢などを理解，認識，論理的思考，選択の表明の4要素に分けて半構造化面接で行う方法である。成本[17] が述べているように，侵襲性の高い治療法を実施する際には有用であるものの，それ以外の臨床場面では簡易的に実施できるものではないといえる。意思決定に支援を要する認知症の場合，認知症が疑われる人や家族の苦悩が医師に伝わり，医師からの説明が認知症が疑われる人や家族に理解されることが最も重要であることから，連携担当者は「認知症の人の日常生活・社会生活における意思決定支援ガイドライン」[19] に照らしながら，医師と認知症が疑われる人や家族の両方のサポーター，かつファシリテーターとなることが求められる。この援助は，ソーシャルワークのアドボカシー，なかでもケースアドボカシーに近い機能と考えられるが，認知症が疑われる人や家族の利益のために医師に対しても援助を行う点を異としている。以上の鑑別診断時における代弁機能と通訳機能

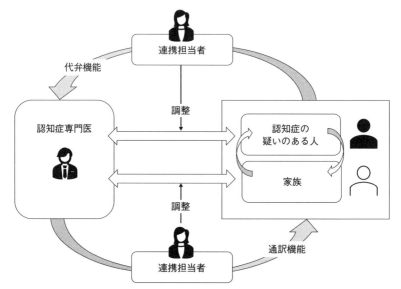

図終-5　鑑別診断時における代弁機能と通訳機能　筆者作成

を図式化すると，図終-5のような構図になると考えられる。

2．インフォームド・コンセント後の認知症と診断された人や　家族の心理状況の評価と援助

インフォームド・コンセント後の認知症と診断された人や家族の心理状況の評価では，次の内容を実施することが考えられる。

① 診断結果（告知）に対する認知症と診断された人や家族の受け止め方，理解の程度を確認する。

インフォームド・コンセントに同席していた場合は，医師の説明内容を理解度に合わせて通訳する。

② 今後の治療方針に対する認知症と診断された人や家族の受け止め方，理解の程度を確認する。

医師の説明内容と異なる理解をしていた場合は医師との協議，再調整を行う。

③ 連携担当者の援助に対するワーカビリティの程度を確認し，低い場合はその原因を分析する。

連携担当者の援助に対するワーカビリティが低い場合は，エンパワメントを行う。

この場面では，インフォームド・コンセント後の生活が有意義になるための起点づくりが求められる[20]。松下[21]は，認知症の根治が困難な現状下での診断・告知の欠点について，認知症と診断された人や家族に不安，困惑，混乱，落胆，失望，絶望をもたらすとともに，認知症と診断された人は認知症の進行により人間性の崩壊を先取りし，さらには家族等に迷惑をかけるという思いが相まって絶望感が深まると述べている。加えて，生活面への影響に関する配慮がなく診断・告知を行うことは，認知症と診断された人や家族や周辺の人たちの困惑と混乱を招くことになることから，診断後支援が重要であることも強調している[21]。さらに柳渡ら[22]は，粟田[23]や福田[24]の知見を参考にしながら，認知症医療においては生活を見据えた支援・情報提供など，医師を含めた多職種による包括的支援が求められていると述べている。まずはこれらの援助が実

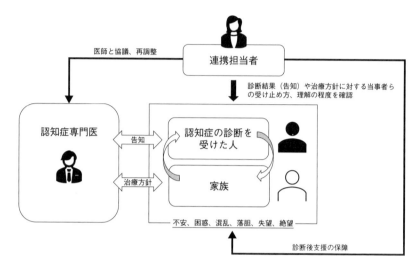

図終-6　インフォームド・コンセント後の当事者らの心理状況の評価と援助
筆者作成

施できるための基盤づくりがこの段階で求められる。

　①については，同席場面で医師が説明していた内容の再確認や繰り返しにとどまり，連携担当者の解釈を交えることは避けるべきである。より咀嚼して伝える必要がある，あるいは医師の説明内容と異なる理解をしていたと判断した場合は，医師との協議，再調整を行うことが重要である。③は，医師からの説明内容を理解できていない（受け入れることできていない）ことが，低いワーカビリティにつながっていると考えられるため，①と②を適切に行うことができれば，認知症と診断された人や家族の連携担当者に対する信頼度が高まり，その後の援助が展開しやすくなると考える。

　以上のインフォームド・コンセント後の認知症と診断された人や家族の心理状況の評価と援助を図式化すると，図終-6のような構図になると考えられる。

第四節　鑑別診断後におけるソーシャルワーク実践モデル

　鑑別診断後においては，今後の療養生活（必要な医療・介護サービスを利用しながら，地域で安心して送ることのできる生活）に影響を及ぼすと想定される心理的・社会的・経済的問題の有無とその程度，それらの今後の変化の可能性や予測等を評価し，そして援助計画を立て，継続的に援助することが援助の目標となる。具体的には，①今後の療養生活のイメージづくりとその共有，②バイオ・サイコ・ソーシャルモデルを用いた評価と援助，③援助の終結とリファー，アフターケアの3つが挙げられる。

1．今後の療養生活のイメージづくりとその共有

　鑑別診断の結果，認知症であることの告知を受けた人や家族は，苦悩の境地にいることが多い。連携担当者の診断後支援においては，苦悩から立ち上がり，これからの人生の再建を図るモチベーションを高め，前進する過程を認知症と診断された人や家族とともに創造することが求められる。そのためには，連携担当者はまず各々の心理状態の理解に努め，今後の療養生活のイメージづくりとその共有を図っていくことを目指す必要がある。Goldsteinは，ソーシャルワーカーがクライエントの世界を真に理解する能力は，クライエントが現実を理解できるようにする手段であり，自身の人生の変化に責任を持つことができるようになるための手段でもあると述べている[25]。これは，ソーシャルワークの世界で古くから伝えられてきた"Start where the client is."（クライエントのいるところから始めよ）を意味している。しかしながら，実際の援助では一つの考え方（理論）だけではこの場面の援助すべてに示唆は得られないことから，ここではいくつかの理論を複合した方法論を提案することとする（図終-7）。

　松下[21]は，診断・告知が認知症と診断された人や家族にとって死を宣告されるに等しい絶望を招くことを認知症の医療や介護に携わる人々は共通して認識しなければならないと述べている。このことを踏まえるならば，連携担当者

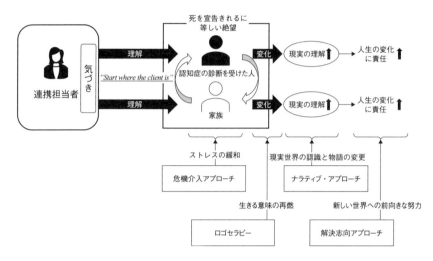

図終-7　今後の療養生活のイメージづくりとその共有のための援助（展開過程）
筆者作成

は危機介入アプローチによりストレスの緩和を行うこと，そのためには
Biestekの7原則[26]のひとつである「意図的な感情表出」（Purposeful
expression of feeling）の実践によりカタルシス効果を図ること，それらによ
り信頼関係を構築・強化することが求められる。次いで必要となるアプローチ
には，実存主義的アプローチであるロゴセラピー（Logotherapy）が挙げられ
る。ロゴセラピーは，Franklによって開発された心理療法であり[27]，診断・
告知後の人生の意味を見いだすための援助方法として有効といえる。近年ロゴ
セラピーは，ソーシャルワークのアプローチの方法のひとつとして社会福祉士
や精神保健福祉士の養成教育に組み込まれてきており，精神保健福祉士等の
ソーシャルワーカーである連携担当者にはその習得が求められる。これらの援
助により，心理面の浄化と新たな人生への希望を見いだすことができれば，ド
ミナントストーリーからオルタナティブストーリーを創っていくナラティブ・
アプローチ，そして新しい世界への前向きな努力を行うことを後押しする解決
志向アプローチへと接近法を活用・変化させることで，認知症と診断された人
や家族は今後の療養生活のイメージを自らの意志で具体的に描いていくことが

できるようになると考える。

2．バイオ・サイコ・ソーシャルモデルを用いた評価と援助

　バイオ・サイコ・ソーシャルモデル[28]は，Engelによって考案された多次元のニーズ評価の視点であり，人と環境の交互作用のなかでクライエントが適応できているか否かを把握しようとするモデルである。

　バイオ（bio）では，医学的見地から認知症と診断された人やその家族がかかえる疾病や障害，介護の状況など（身体・介護状況，医学管理状況，予後）を評価する。また，サイコ（psycho）ではクライエントやその家族の心理・情緒的側面を評価し，ソーシャル（social）ではクライエントの社会的側面，たとえば家族や近隣，勤務先での役割や人間関係，経済状況，住環境，居住する地域の環境（法制度や利用可能な施設の種類・数なども含む）などを評価する。なお，認知症は進行性疾患であることから，これらの変化の予測に関する評価も加えることが望ましいといえる。

　バイオやサイコの評価は，医師を始めとする医療関係職種とともに実施が可能である。これらの評価により，運転免許証の返納や事故救済制度（賠償責任保険），成年後見制度等の権利擁護に関する制度の紹介，認知症のある人へのケアの方法についての助言などが行われ，家族の介護の補完や支援のために介護サービスへのリンケージが行われる。

　ソーシャルに関しては，特に経済状況は医療・介護サービスの利用の制限などにつながりかねないため，バイオやサイコの評価により必要と考えられたこれらのサービスの利用量を想定したうえで，療養生活にどの程度経済的な負担がかかるかを評価することが求められる。竹本[29]は経済問題の評価において，脆弱な経済基盤とサービス導入・増加への抵抗に視点を置くことを推奨している。脆弱な経済基盤とは，医療・介護サービスが導入あるいは増加することにより，生活基盤が揺らぐ可能性の高い収入状況であり，生活保護基準と同等の収入や基準を下回る収入の状況を指している。一方，サービス導入・増加への抵抗とは，医療・介護サービスの導入や状態の悪化などによりサービス量の増加が必要であるにもかかわらず，同意しない状況を指している。前者について

医療費・介護サービス利用料の 軽減に向けた社会保障制度の選定・活用	収入源の確保のための 社会保障制度の選定・活用
かかる費用（支出）を軽減	**経済基盤の維持と支出分の補完**
・公費負担医療：精神通院医療，指定 　難病等 ・障害者手帳 ・自治体独自の障害者医療 ・後期高齢者医療制度 ・医療保険制度と介護保険制度の適用 　関係 ・境界層該当 ・生活保護制度　など	・特別障害者手当 ・傷病手当金 ・障害年金：厚生年金・基礎年金 ・雇用保険の基本手当の受給延長等 ・国民年金保険料の免除制度：法定免 　除・申請免除 ・雇用保険の介護休業給付 ・自治体独自の介護手当　など

図終-8　経済問題への援助の視点と活用する制度　筆者作成

は，社会保障制度の知識を基に推測あるいは確認を行い，後者については，面接技術を用いて抵抗（拒否や拒絶ではなく，「まだ大丈夫である」「家族で対応可能であるといった表現での抵抗」）の背景を確認することが必要であると述べている[29]。連携担当者には，将来を予測した経済評価（認知症の進行に伴って生じる医療・介護サービスの利用料の負担の程度と認知症と診断された人や家族の収入の変化の予測を含む）と広範の社会保障制度の活用が求められるのである（図終-8）。Bradshaw[30]は，ニードには4つの種類があると述べているが，認知症と診断された人や家族の多くが，インボランタリーなクライエントであることが多いことを念頭に置くならば，ノーマティブ・ニード（Normative Need：専門職が必要性を評価したニード）に着目した評価と援助が重要といえる。

3．援助の終結とリファー，アフターケア

　援助の終結とは，援助を中止あるいは終了するということではなく，先述した通り，認知症支援において医療機関側の援助は0にはならないことから，休眠状態にするということである。

　援助の終結では，主に介護サービスをマネジメントする地域包括支援センターや居宅介護支援事業所等に今後の主たる支援を依頼することとなる（リファー）。支援の依頼を行った後には，依頼した支援が功を奏しているか，認知症の進行等により新たな問題・課題が生じていないかをモニタリングを行い，再アセスメントをすることが求められる。このことを実現するためには，依頼後も情報交換を積極的に行うとともに，先方からの相談にも応じる体制を採ることが求められる。

　認知症と診断された人や家族には，支援の依頼機関の役割や機能について説明を行い，了承を得たうえでつなぐ（リンケージ）。そして支援の大半を移行（リファー）するものの，症状の変化や生活の危機などの際には再度援助が提供できる保証を行う（アフターケア）。加えて，どのような症状が生じたときに病院を受診すべきかなど，先行き不安を低減させるための助言も併せて行うのである。

　以上の援助の終結とリファー，アフターケアを図式化すると，図終-9のような構図になると考えられる。

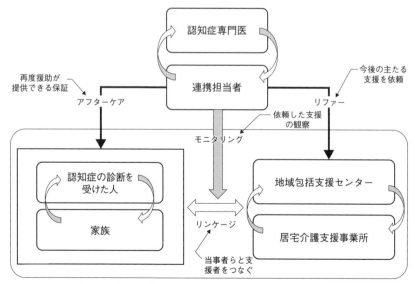

図終-9　援助の終結とリファー，アフターケア　筆者作成

【引用・参考文献】

1 ）中村和彦：第1章 人と環境の交互作用に関する理論とソーシャルワーク，第4節 バイオ・サイコ・ソーシャルモデル．一般社団法人日本ソーシャルワーク教育学校連盟編「最新社会福祉士養成講座 精神保健福祉士養成講座 121ソーシャルワークの理論と方法［共通科目］．中央法規出版，22-27，2021.

2 ）船木 桂：第3章 認知症の診断，2 問診．中島健二・下濱俊・冨本秀和・ほか編集認知症ハンドブック第2版．医学書院，118-125，2020.

3 ）松田 実：第3章 認知症の診断，1 診断の流れ．中島健二・下濱俊・冨本秀和・ほか編集認知症ハンドブック第2版．医学書院，109-118，2020.

4 ）Epstein NB, Bishop DS, Levin S: The McMaster Model of Family Functioning. Journal of Marriage and Family Counseling. 4: 19-31, 1978.

5 ）高橋 智：認知症のBPSD．日本老年医学会誌．48：195-204，2011.

6 ）芦刈伊世子：アルツハイマー型痴呆における攻撃性を有する妄想の出現要因の精神病理学的検討．慶應醫學．78（6）：177-187，2001.

7 ）Heru AM, Ryan CE, Iqbal A: Family Functioning in the Caregivers of Patients with Dementia. International Journal of Geriatric Psychiatry. 19(6): 533-537, 2004.

8 ）Heru AM, Ryan CE: Family Functioning in the Caregivers of Patients with Dementia One-Year Follow-up. Bulletin of the Menninger Clinic. 70(3): 223-231, 2006.

9 ）Tremont G, Davis JD, Bishop DS: Unique Contribution of Family Functioning in Caregivers of Patients with Mild to Moderate Dementia. Dementia and Geriatric Cognitive Disorders. 21(3): 170-174, 2006.

10）Mitrani VB, Lewis JE, Feaster DJ, et al: The Role of Family Functioning in the Stress Process of Dementia Caregivers: a Structural Family Framework. Gerontologist. 46(1): 97-105, 2006.

11）Spitznagel MB, Tremont G, Davis JD, et al: Psychosocial Predictors of Dementia Caregiver Desire to Institutionalize: Caregiver, Care Recipient, and Family Relationship Factors. Journal of geriatric psychiatry and neurology. 19(1): 16-20, 2006.

12）Szasz TS, Hollender MH: A Contribution to the Philosophy of Medicine; the Basic Models of the Doctor-Patient Relationship. A.M.A Archives of Internal Medicine, 97(5): 585-592, 1956.

13）竹本与志人：第11章 医療ソーシャルワーカー業務指針とソーシャルワーク実践．小原眞知子・今野広紀・竹本与志人編著「保健医療と福祉」ミネルヴァ書房．159-189，2021.

14）石川ひろの：Shared Decision Makingの可能性と課題．医療と社会．30（1）：77-90，2020.

15）Charles C, Gafni A, Whelan T: Decision-Making in the Physician-Patient Encounter: Revisiting the Shared Treatment Decision-Making Model. Social Science & Medicine.

49(5): 651-661, 1999.

16）Makoul G, Clayman ML: An Integrative Model of Shared Decision Making in Medical Encounters. Patient Education and Counseling. 60(3):301-312, 2006.

17）成本迅：認知症の人の意思決定支援と人権．老年精神医学雑誌．32（2）：173-180, 2021.

18）Assessing Competence to Consent to Treatment: A Guide for Physicians and Other Health Professionals. Oxford University Press, New York, 1998.

19）厚生労働省：認知症の人の日常生活・社会生活における意思決定支援ガイドライン．2018.（https://www.mhlw.go.jp/file/06-Seisakujouhou-12300000-Roukenkyoku/0000212396.pdf, 2022.8.13）

20）須田史朗：巻頭言 認知症の告知を受けることはどのような意味があるか．老年精神医学雑誌．31（9）：907-908, 2020.

21）松下正明：アルツハイマー病早期診断の功罪．老年精神医学雑誌，26（4）：413-418, 2015.

22）柳渡彩香・内海久美子・福田智子・ほか：軽度認知障害（MCI）および認知症の診断告知直後における本人・家族の心理的変化と満足度調査．老年精神医学雑誌．31（11）：1211-1224, 2020.

23）粟田主一：質の高い診断と診断後支援．老年精神医学雑誌．27（9）：993-1000, 2016.

24）福田智子：認知症初期集中支援チーム．内海久美子編「地域包括ケアってなあに？地域で見守る認知症 ―砂川モデルを全国へ」医学と看護社，26-40, 2016.

25）Goldstein H: Starting where the client is. Social Casework. 64(5): 267-275, 1983.

26）Biestek FP: The casework relationship. Loyola University Press, 1957.

27）V.E.フランクル（山田邦夫監訳）「意味による癒し―ロゴセラピー入門」春秋社，2004.

28）Engel GL: The Clinical Application of the Biopsychosocial Model. The American Journal of Psychiatry. 137(5): 535-544, 1980.

29）竹本与志人：認知症のある人への経済支援 ―介護支援専門員への期待．法律文化社，2022.

30）Bradshaw JR: The Taxonomy of Social Need. in McLachlan, G. (ed), Problems and Progress in Medical Care, Oxford University Press: Oxford, 1972.

あ と が き

　このたび本書をまとめるにあたり，文献調査を1回，質的調査を3回，量的調査にいたっては計6回実施した。5年間で行うには，かなり盛りたくさんでハードであった。なかでも本研究のメインでもある医療機関の調査（第二部第三章を参照）では，実施時期に新型コロナウィルス感染症の拡大があり，計画を変更して実施を延期することも検討した。しかし，感染症の歴史を鑑みると早期には終息が見込めないだろうということ，そしてこの間にも認知症のある人やその家族が苦悩を抱えつづけているだろうということから，予定どおり調査を実施することにした。予想どおり実施には難航したが，調査協力いただいた医療機関の医師の方から思いがけない激励もいただき，当初に立てた計画に近い形で実施・終了することができた。

　研究を終えて感じたことが4点ある。1点目は，認知症のある人や家族の思いをどこまで反映した調査が実施できたかということである。今回の調査研究では，連携担当者の受診・受療援助に関して，主にミクロ・ソーシャルワークのあり方に視点を置いて検討したが，地域レベルでの包括的支援を想定するならば，メゾ・ソーシャルワークやマクロ・ソーシャルワークにも言及した研究も望まれるところである。この点は今後の課題のひとつと考えている。

　2点目は，医療機関の連携担当者の援助の質が，私が臨床現場にいた15年前よりも確実に後退しているということである。認知症施策が確実に前進しているなか，実証研究をとおして残念な結果を可視化することになってしまった。しかしながら，本結果は事実である。まずは，医療機関の連携担当者の皆様に真摯に受け止めていただき，認知症支援における医療機関の役割，連携担当者の役割の重要性を改めて考えていただければ幸甚である。

　3点目は，鑑別診断後から実際に介護サービス利用に至るまでの期間，認知症のある人や家族はどのように生活を送り，そして何らかの支援を受けているのか否かということである。近年は認知症に関する情報がメディアを通じて多

く発信されるようになり，中等度以上の状態になって受診に至る人が多い一方で，早期の段階で診断される人も増加傾向にある。特にMCIと診断された人はその後認知症を発症し，介護サービスを利用するようになるまでの期間，どのように過ごしているのだろうか。何らかの支援を受けることができているのだろうか。この空白期間に関する研究は僅少であり，今後積極的に実施する必要がある。

　社会福祉における予防福祉の視点は，古くからその必要性が示されているにもかかわらず，現状では事後対応となっている。長くソーシャルワークを実践してきた者から物申すならば，ソーシャルワークのアフターケアにあたる援助が施策で規定されることは，ある意味「屈辱」である。施策で示されなくとも必要な援助を検討し，それを実践するのがソーシャルワーク専門職ではないか。そのようなことも考えさせられる調査研究であったように思う次第である。

　4点目は，医療機関の診療体制や鑑別診断前後の支援に対する認知症専門医の認識などが連携担当者の援助に影響を与えているのかもしれないということである。今回の調査研究からは明らかにならなかったが，インタビュー調査を行うなかで，連携担当者がソーシャルワーク実践をしやすい診療体制や認知症専門医との関係性などが垣間見られた。連携担当者の援助上の課題のみならず，援助の影響要因に関する研究も今後の課題といえる。

　認知症支援は，医療介護連携が強調されてきているものの，まだまだ両者をつなぐ橋が完成していないように思う。認知症に関わる研究者の役割は，その事実を可視化し，認知症のある人や家族，彼らの支援に従事する人々に届けることにある。今後も一層問題意識を持ちつつ，継続研究に邁進したい。

2022年8月

編著者　竹本与志人

謝　辞

　本研究に関する調査の実施にあたり，認知症のある人とそのご家族の皆様，地域包括支援センターの専門職の皆様，居宅介護支援事業所の介護支援専門員の皆様，医療機関の連携担当者の皆様にご協力いただきました。心より感謝申し上げます。

　また，多大なご協力を頂戴し，また本書に執筆もしていただきました研究協力者の皆様にも感謝申し上げます。最後までご協力いただき，誠にありがとうございました。

　本研究の成果が，認知症かもしれないと思い悩む人とその家族の最善の受診・受療の機会を設けるために役立つ一資料になることを期待しています。

※本書は，科学研究費助成事業（科学研究費補助金）（基盤研究（B）：認知症が疑われる高齢者に対する受診・受療援助に関する実践モデルの開発（2018～2022年度）：研究代表者：竹本与志人，JSPS科研費18H00949）の助成を受けて作成したものである。

索　引

執筆者紹介 （所属：分担）

［編著者］

竹本与志人（たけもと　よしひと）

2010年　大阪市立大学大学院生活科学研究科後期博士課程生活科学専攻修了
現　在　岡山県立大学 保健福祉学部 教授　博士（生活科学）
　　　　日本学術会議　連携会員
社会福祉士・精神保健福祉士・介護支援専門員・専門社会調査士
主　著　『認知症のある人への経済支援』〔単著〕（2022）法律文化社
　　　　『ソーシャルワーク実践のための量的研究法』〔編著〕（2022）大学教育出版
　　　　『社会福祉調査の基礎』〔編著〕（2021）中央法規出版
　　　　『保健医療と福祉』〔編著〕（2021）ミネルヴァ書房
　　　　『ソーシャルワークの理論と方法』〔共著〕（2021）中央法規出版

［執筆者］（50音順）

神部　智司（かんべ　さとし）

（大阪大谷大学 人間社会学部 教授：第二部第一章）
2011年　大阪市立大学大学院生活科学研究科後期博士課程生活科学専攻修了
現　在　上記のとおり　博士（学術）　社会福祉士・専門社会調査士
主　著　『ソーシャルワーク実践のための量的研究法』〔共著〕（2022）大学教育出版
　　　　『ソーシャルワークの理論と方法』〔共著〕（2021）中央法規出版
　　　　『社会福祉調査の基礎』〔共著〕（2021）中央法規出版
　　　　『高齢者福祉』〔共著〕（2020）ミネルヴァ書房

桐野　匡史（きりの　まさふみ）

（岡山県立大学 保健福祉学部 准教授：第一部第二章第三節）
2007年　岡山県立大学大学院保健福祉学研究科保健福祉科学専攻（博士後期課程）修了
現　在　上記のとおり　博士（保健学）　社会福祉士・専門社会調査士
主　著　『家族介護者を対象とした仕事と介護の役割間葛藤と離職意向の関連性』〔共著〕（2018）社会医学研究
　　　　『在宅で高齢者を介護する家族のソーシャルサポートと介護負担感の関連性』〔共著〕（2016）社会医学研究

倉本亜優未（くらもと　あゆみ）

（大阪府済生会茨木病院 医療ソーシャルワーカー：第一部第一章）
2022年　岡山県立大学大学院保健福祉学研究科保健福祉科学専攻（博士後期課程）修了
現　在　上記のとおり　博士（保健福祉学）　社会福祉士・介護福祉士
主　著　『ソーシャルワーク実践のための量的研究法』〔共著〕（2022）大学教育出版
　　　　『新人医療ソーシャルワーカーを対象とした職場内のスーパービジョンの認知構造に関する検討』〔共著〕（2021）メンタルヘルスの社会学

『医療ソーシャルワーカーを対象とした退院援助における家族評価の実践に関連する要因の検討』〔共著〕（2021）社会医学研究

『医療ソーシャルワーカーを対象とした退院援助における家族評価の構造に関する検討』〔共著〕（2020）社会医学研究

杉山　京（すぎやま　けい）

（大阪公立大学大学院 生活科学研究科 専任講師：**第二部第一章・第三章**）

2018年　岡山県立大学大学院保健福祉学研究科保健福祉科学専攻（博士後期課程）修了

現　在　上記のとおり　博士（保健福祉学）　社会福祉士

主　著　『ソーシャルワーク実践のための量的研究法』〔編著〕（2022）大学教育出版

『生活不安の実態と社会保障』〔共著〕（2022）東京大学出版会

『社会福祉調査の基礎』〔共著〕（2021）中央法規出版

『民生委員を対象とした認知症が疑われる高齢者を発見した場合の地域包括支援センターへの援助要請意向の順序的評価と認知症に関する知識および認知症の人に対する態度との関連性の検討』〔共著〕（2021）社会福祉学

竹本与志人（たけもと　よしひと）

（編著者紹介参照：**まえがき，序章，コラム①，第一部第二章第一節，コラム②，第二部第一章・第二章・第四章、コラム③、終章、あとがき**）

広瀬美千代（ひろせ　みちよ）

（大阪公立大学大学院 生活科学研究科 客員准教授：**第一部第二章第二節**）

2008年　大阪市立大学大学院生活科学研究科後期博士課程生活科学専攻修了

現　在　上記のとおり　博士（学術）　専門社会調査士

主　著　『認知症本人と家族に対する一体的支援プログラムの特性―家族へのグループインタビューを通して―』〔共著〕（2022）日本認知症ケア学会誌

『「ホームヘルパーの専門職アイデンティティ」の構造とその関連要因－楽観的な態度からの検討－』〔共著〕（2018）老年社会科学

『家族介護者の『アンビバレントな世界』における語りの記述―もう一つのストーリー構築に向けて―』〔単著〕（2010）老年社会科学

『家族介護者のアンビバレントな世界―エビデンスとナラティブからのアプローチ―』〔単著〕（2010）ミネルヴァ書房

認知症が疑われる人に対する
鑑別診断前後の受診・受療援助の実践モデルに
関する研究

2023年1月20日　初版第1刷発行

■編 著 者――竹本与志人
■発 行 者――佐藤　守
■発 行 所――株式会社 大学教育出版
　　　　　　〒700-0953　岡山市南区西市855-4
　　　　　　電話(086)244-1268(代)　FAX(086)246-0294
■Ｄ Ｔ Ｐ――難波田見子
■印刷製本――モリモト印刷(株)

ISBN978-4-86692-240-9